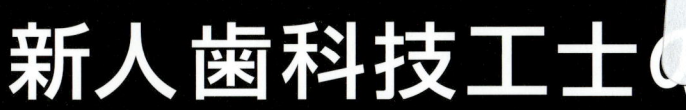

新人歯科技工士のための
臨床技工の基本

編著 日本歯科大学東京短期大学歯科技工学科
　　 日本歯科大学附属病院歯科技工室

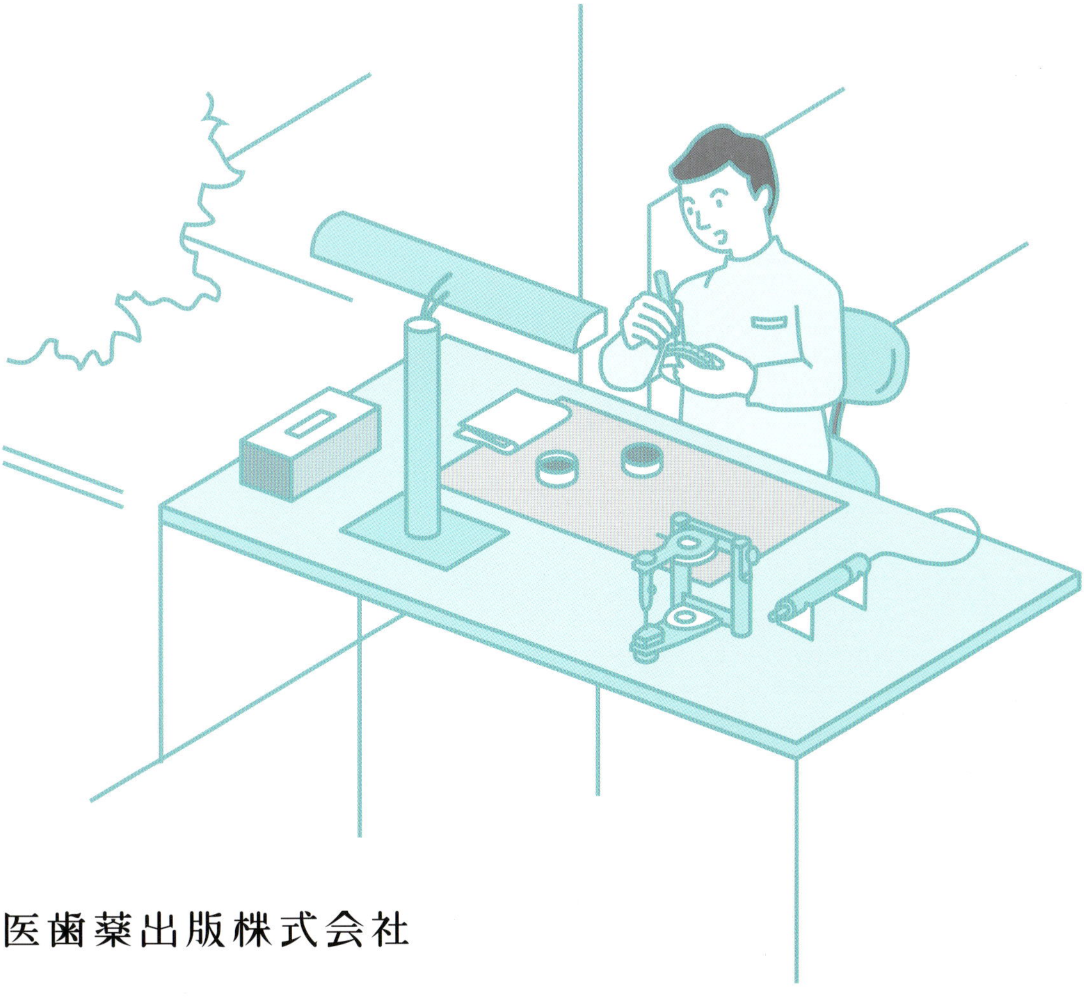

医歯薬出版株式会社

This book was originally published in Japanese
under the title of :

Sʜɪɴᴊɪɴ-Sʜɪᴋᴀɢɪᴋᴏsʜɪ-ɴᴏᴛᴀᴍᴇɴᴏ Rɪɴsʏᴏ-Gɪᴋᴏ-ɴᴏ-Kɪʜᴏɴ
(The Basic Techniques of Clinical Dental Technology for Newcomer Dental Technologists)

Edited by The Nippon Dental University College at Tokyo Department of Dental Technology
The Nippon Dental University Hospital Department of Dental Technology

© 2014   1st ed.

ISHIYAKU PUBLISHERS, INC.
  7-10, Honkomagome 1 chome, Bunkyo-ku,
  Tokyo 113-8612, Japan

序

　歯科技工士の養成は，現在53の歯科技工士学校養成所で行われています．その多くが2年制で実施され，歯科技工士学校養成所指定規則により2,200時間以上の授業が行われています．その授業の多くが専門基礎科目と専門科目であり，これらの科目は実習に多くの時間を費やしています．しかし，2年間で歯科技工士国家試験に合格するためには基礎的な実習が中心となり，卒直後や臨床経験の少ない歯科技工士が，臨床の場において模型を目の前にして困惑することがあるといわれています．このような場合，歯科医師や先輩の歯科技工士に質問をしたり，教本を読み返したりすることによって，対応しているのが現状であると思われます．

　そこで今回，そのような経験の浅い歯科技工士が，臨床の場において歯科医師や先輩の歯科技工士に質問する前に，目にしておくと便利な歯科技工のヒントや工夫を集めてみました．できるだけ基本に沿いながらも，臨床の場ではこんな方法があるといったものを集め，写真や図を中心に，経験の浅い歯科技工士でもわかりやすく，かつ臨床応用が容易なように記載しました．すでに学生時代に教わった内容もあれば，新たに目にする方法，学術的には裏づけがとれていないものもあると思われますが，筆者らが日頃臨床技工の場で頻用している技工術式を記載しました．もちろん，ここに記述した以外にもさまざまな方法がありますが，まずは，本書の方法を試していただければと考えています．

　さらに，経験の浅い歯科技工士のみならず，しばらく歯科技工から遠ざかっていた歯科技工士や，歯科技工のなかでもある分野に特化した内容を行っていて，ほかの分野から遠ざかっていた歯科技工士にもご一読いただければうれしく思います．

　本書が，卒直後や臨床経験の少ない歯科技工士にとって臨床技工の一助となれば幸甚です．

日本歯科大学東京短期大学歯科技工学科
尾﨑 順男

日本歯科大学附属病院歯科技工室
内藤　明

新人歯科技工士のための 臨床技工の 基本

CONTENTS

1章 有床義歯技工 ……… 1

■全部床義歯

全部床義歯の個人トレー
印象時に着脱しやすい個人トレー …………………………… 富永　毅　2

全部床義歯の咬合床
咬合床は解剖学的指標を基準に製作しよう ………………… 富永　毅　4

上下顎全部床義歯の排列
上顎法でも下顎法でも基本原則は同じ！ …………………… 小泉順一　6

片顎全部床義歯の排列
対合歯列との関係どうする？ ………………………………… 小泉順一　8

全部床義歯の歯肉形成
歯頸線の入れ方を工夫しよう ………………………………… 長谷部俊一　9

全部床義歯の研磨①
レーズのかけ方を工夫しよう ………………………………… 長谷部俊一　10

全部床義歯の研磨②
皮バフをカスタマイズしよう ………………………………… 長谷部俊一　11

■部分床義歯

部分床義歯の個人トレー
なるべく削らない・足さないで個人トレーをつくろう …… 竹井　潤　12

部分床義歯の咬合床
レジンの量を適切に！ ………………………………………… 竹井　潤　14

サベイヤーの使用方法
よい義歯づくりにはまずは確実なサベイングを …………… 赤間亮一　19

鋳造鉤
鋳造鉤にパターンワックスを活用しよう …………………… 赤間亮一　25

線鉤
苦手克服！　ワイヤー屈曲 …………………………………… 武井正己　29

鋳造バー
鋳造バーにパターンワックスを活用しよう ………………… 富田　淳　31

屈曲バー
苦手克服！　リンガルバー屈曲 ……………………………… 武井正己　32

連結装置の溶接
レーザー溶接で技工が変わる！ ……………………………… 齋藤勝紀　34

部分床義歯の排列
人工歯を上手に加工しよう …………………………………… 竹井　潤　36

CONTENTS

■義歯修理

床の破折
同じ部位から破折しないために ……………………………市川 基 ● 39

支台装置の破折
支台装置は再製作しよう ……………………………………市川 基 ● 40

義歯の増歯
簡便に増歯しよう ……………………………………………市川 基 ● 41

リベース・リライン
見落としがちな顎堤のアンダーカットに注意！ ………齋藤勝紀 ● 42

2章 歯冠修復技工 …………………………………………45

歯冠修復の個人トレー
模型の精度は個人トレーから ……………………………竹井利香 ● 46

印象の取り扱い
精密な模型は歯科技工の基本！ ………………飯島孝守・小森洋平 ● 48

混水（液）比の計算方法
混水比一覧表をつくっておくと便利！ …………………武井正己 ● 52

作業用模型①
作業用模型製作は技工の基本！ …………………………内藤 明 ● 54

作業用模型②
市販の貼付式模型台を用いて作業時間を短縮する ……内藤 明 ● 55

作業用模型③
"裏分割"を簡単に！ ………………………………………内藤 明 ● 56

作業用模型④
チッピングしない作業用模型のトリミング ……………内藤 明 ● 57

咬合器装着
バイト材と模型をしっかり観察しよう …………………鈴木正憲 ● 58

前歯部コア
コアの製作にも歯冠の外形イメージが大切！ …………佐藤文裕 ● 60

臼歯部コア
効率的にワックスアップしよう …………………………茂原宏美 ● 64

分割コア
意外に簡単！分割コアの製作法 …………………………飯島孝守 ● 66

ファイバーポスト併用レジン支台築造
ファイバーポストにも分割コア …………………………中村美保 ● 68

ハイブリッドレジンインレー
ハイブリッドレジンインレー製作の基本 …………………………………岩田健悟 ● 70

クラウンのワックスアップ
模型の観察から始まるクラウンのワックスアップ ………………………雲野泰史 ● 71

ブリッジのワックスアップ
ワックスパターンを変形させない！ ………………………………………落合絵里子 ● 73

スプルーイング
鋳造機の種類によってスプルーの形を変えよう …………………………杉浦幹則 ● 75

埋没
気泡を入れない埋没操作 ……………………………………………………落合知正 ● 76

鋳造
ワックスパターンの肉厚部に注意！ ………………………………………橘　弘之 ● 77

研磨
少ないポイントで効率的に研磨！ …………………………………………坂本奈々子 ● 79

硬質レジンの築盛①
色調はデンティンペーストの量で決まる …………………………………山澤武司 ● 81

硬質レジンの築盛②
経験不足を補う単層築盛による前装冠の製作 ……………………………山澤武司 ● 84

3章　小児歯科技工・矯正歯科技工ほか ……………………85

アダムスのクラスプ
半萌出歯でも使えるアダムスのクラスプ …………………………………尾﨑順男 ● 86

矯正用レジンの添加
それぞれの成形方法の利点を活かした矯正用レジンの築盛 ……………宇都宮宏充 ● 88

可撤式装置の床部の研磨
ペーパー研磨が鍵 ……………………………………………………………横山和良 ● 90

固定式矯正装置の鑞付け
鑞付けは基本と工夫で！ ……………………………………………………尾﨑順男 ● 93

ホワイトニング用カスタムトレー
ホワイトニング用カスタムトレーをつくろう ……………小森洋平・飯島孝守 ● 95

索引 ……………………………………………………………………………………97

執筆者 (五十音順)

*：編集代表

日本歯科大学東京短期大学歯科技工学科

尾﨑順男 *

市川　基

宇都宮宏充

雲野泰史

小泉順一

佐藤文裕

茂原宏美

竹井利香

富田　淳

横山和良

日本歯科大学附属病院歯科技工室

内藤　明 *

赤間亮一

飯島孝守

岩田健悟

落合絵里子

落合知正

小森洋平

齋藤勝紀

坂本奈々子

杉浦幹則

鈴木正憲

竹井　潤

武井正己

橘　弘之

富永　毅

中村美保

長谷部俊一

山澤武司

1章 有床義歯技工

全部床義歯の個人トレー
印象時に着脱しやすい個人トレー

　個人トレーとは，精密印象を採得するために研究用模型上で印象域に適合させて製作するトレーのことです．

　個人トレーの外形線は義歯床の外形より2～3mm**短く設定**します．上下顎個人トレーの**後縁部は義歯床の外形に一致**させます．

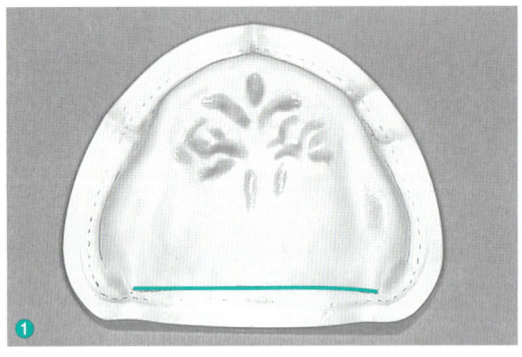

① 上顎模型のリリーフ
切歯乳頭，口蓋皺壁部の凸彎した部分をパラフィンワックスでリリーフする．

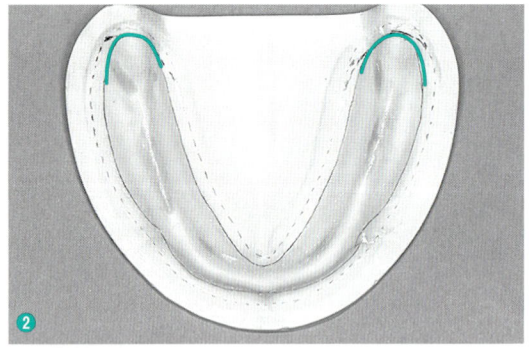

② 下顎模型のリリーフ
前歯唇側部（オトガイ筋付着部）と臼歯舌側部アンダーカット部分をパラフィンワックスでブロックアウトする．

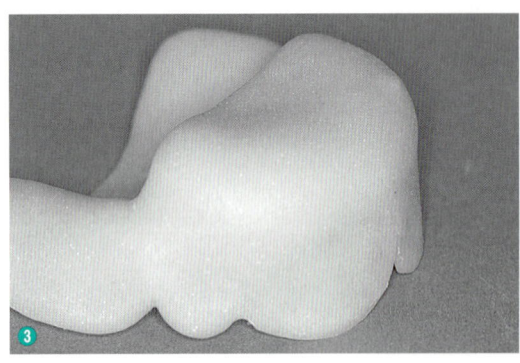

③ ハンドルの設置
印象採得時に口腔内から撤去しやすいように，トレー口蓋中心部から指をかけられる形態を付与する．

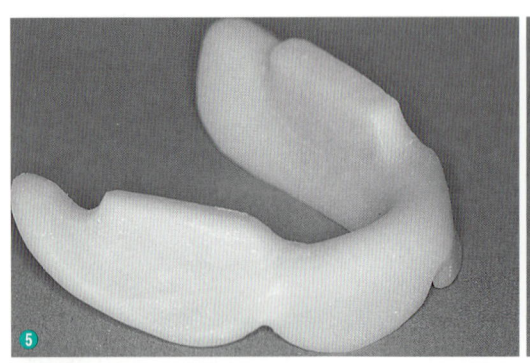

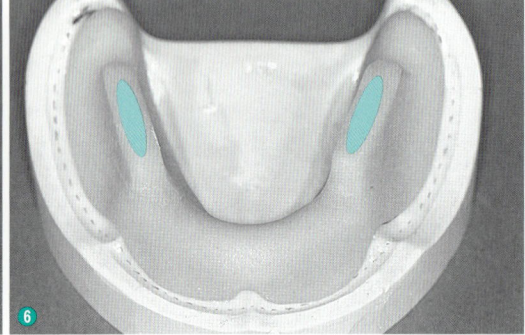

⑤ フィンガーレストの設置
印象採取時に個人トレーを支持するために，下顎臼歯部にハンドル兼フィンガーレストを設置する．

■各種ハンドルなどの設置

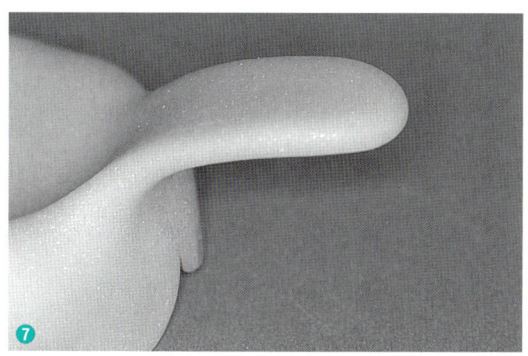

一般的なハンドルの設置
個人トレーのハンドル（柄）は既製トレーと同じ形態に製作することを歯科医師から指示されることもあり，正中部に設置する．また，立ち上がり部分は，口唇の動きを阻害しないように付与し，強固であることが大切である．

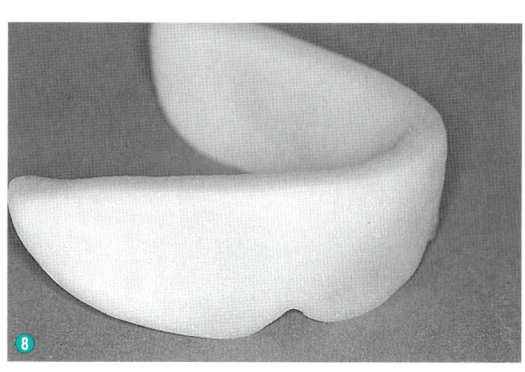 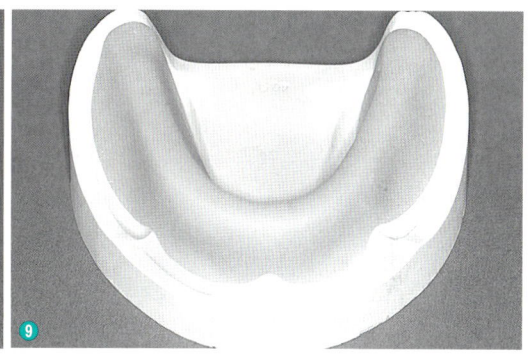

顎堤の吸収が大きい場合のハンドルの設置
下顎顎堤の吸収が大きい場合は，下顎総義歯に対して，頰筋の機能圧を左右側から均等に作用させて脱離を防ぐ筋圧維持法が要求される．よって，床研磨面の頰舌側に直接接触した印象採得を行うために，あらかじめ前歯，臼歯部に咬合堤のようなハンドル（柄）兼フィンガーレストを付与するという歯科医師の指示もある．

Keywords 個人トレー，外形線，リリーフ，ブロックアウト，ハンドル（柄），フィンガーレスト

■参考文献
1) 日本歯科大学附属病院総合診療科編：義歯補綴学（総義歯補綴学）実習書．2013，9〜11．
2) 坪根政治，豊田静夫：総義歯臨床形態学．医歯薬出版，東京，1978．
3) 森　博史，牧内守雄，星合和基：個人トレーの製作法，講座 歯科技工アトラス1．1982，180〜193．

（富永　毅）

全部床義歯の咬合床
咬合床は解剖学的指標を基準に製作しよう

咬合床は基礎床と咬合堤から構成されます．基礎床は作業用模型と緻密に適合し，完成義歯の義歯床に近似した外形，厚み，辺縁形態を有することが大切です．また，咬合堤は前歯部において唇舌傾斜と近似し，臼歯部の頬舌的幅は小臼歯・大臼歯の頬舌径に近似していることが大切です．

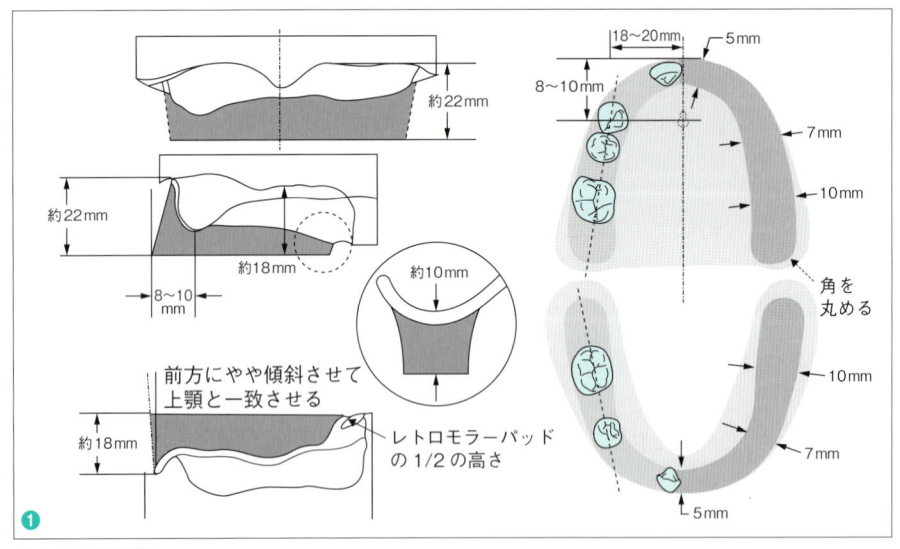

❶ 咬合床の基準値

■咬合堤アーチ形態

一般的に前頭面において，上顎歯槽堤は下顎に比較して小さい場合が多く，また，水平面においても前歯部より下顎アーチ形態が小さく，臼歯部では等しくなる．したがって，前歯部は上顎咬合堤アーチに下顎を合わせて，臼歯部では上下顎とも一致させたアーチ形態にするとよい．

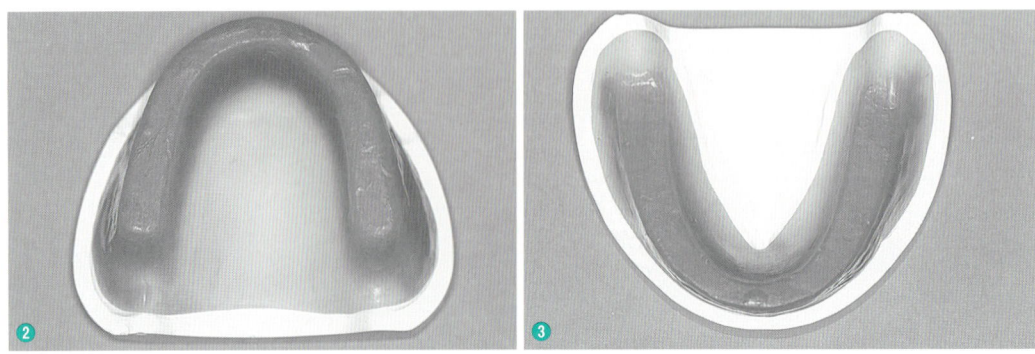

❷❸ 前歯部
咬合面観は唇側中央部が切歯乳頭の中点から 8〜10 mm 前方にあること．犬歯相当部（尖頭部）は 18〜20 mm である．

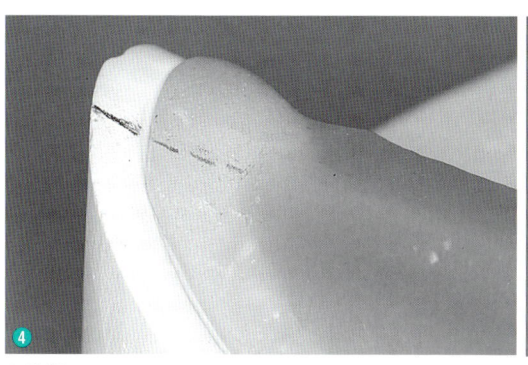
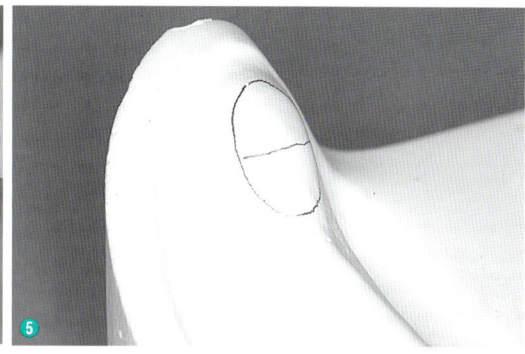

臼歯部
上下顎ともに咬合堤は歯槽頂線上にあること．下顎咬合堤は**遠心端がレトロモラーパッドのほぼ中央と一致している**こと．

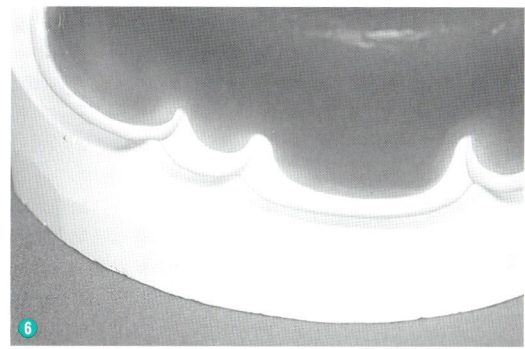
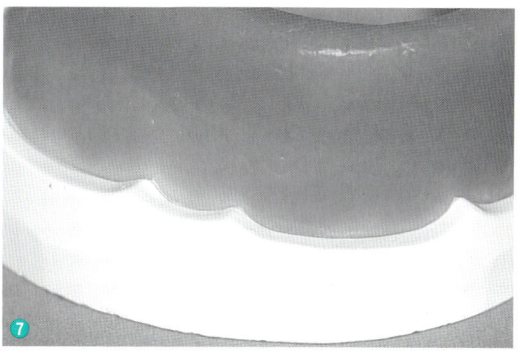

概形印象模型の咬合床
安静時の口腔内可動部を押し広げた形態のため，**辺縁を短めに設定する**．

精密印象模型の咬合床
精密印象では，機能時の口腔内可動部は患者自身の運動にあった形態が採得されているので動くことが少なく，**辺縁封鎖と一致した形態にする**．

Keywords 咬合床，基礎床，咬合堤

■参考文献
1) 日本歯科大学附属病院総合診療科編：義歯補綴学（総義歯補綴学）実習書．2013，27〜28．
2) 山本　滋，富永　毅，雲野泰史ほか：天然歯列における審美的研究（3）—切歯乳頭と上顎中切歯，犬歯，口蓋縫線および上唇小帯との位置的関係—．日歯技工誌，8(1)：8〜15，1987．
3) 富永　毅，渡辺嘉一，村上　知ほか：切歯乳頭と上顎前歯の位置関係から得られたデータを応用した咬合堤製作および人工歯排列．歯科技工，18(1)：77〜84，1990．
4) 清水洋一，大里重雄，富永　毅ほか：天然歯列における審美的研究（7）—成年男女における切歯乳頭と上顎中切歯，犬歯，口蓋縫線および上唇小帯の位置関係—．日歯技工誌，11(1)：16〜34，1990．

（富永　毅）

上下顎全部床義歯の排列
上顎法でも下顎法でも基本原則は同じ！

　全部床義歯は天然歯とは異なり，人工歯が義歯床と一体化することで，一つの義歯としての機能が発揮されます．そのため，人工歯排列は，義歯本来の目的を達成するために重要な操作であり，前歯部においては審美性ならびに発音機能の回復，臼歯部においては十分な咀嚼が行われるような機能性が満たされていなければなりません．**人工歯の排列位置や排列順序**にはさまざまな考え方や方法がありますが，**いずれの場合も基本原則は同じ**です．

■人工歯排列の順序

　人工歯排列の順序は，臼歯の機能を最重視したGysi法をはじめ多数ありますが，現在では上下顎前歯部の排列を完成した後に上顎臼歯から排列する方法と，下顎臼歯から排列する方法が臨床的に広く用いられています．しかし，どの方法を用いて排列しても，最終的に完成される人工歯の排列位置はほぼ同様のものとなります．

❶ Gysi法
上顎の排列が完了した後，下顎第一大臼歯から排列を行う臼歯部機能を重視する考え方である（丸数字は排列順序）．

❷ 上顎法
前歯部の排列が完了して切歯路を決定した後，審美面での患者の了解を得て，Gysi法と同様に上顎から臼歯部の排列を行う（丸数字は排列順序）．

❸ 下顎法
前歯部排列後，下顎臼歯部から排列する方法である．これは下顎義歯安定のため，下顎臼歯の位置を優先して排列を行う（丸数字は排列順序）．

■前歯部人工歯排列

　前歯部人工歯排列は，審美性ならびに発音機能の回復が目的となります．人工歯の選択も含め，使用時に自然観のある全部床義歯となるためには，天然歯列を模倣するのが一般的です．前歯部排列の際に注意しなければならないことは，上顎咬合堤下縁と口唇線の位置関係を確認することです．

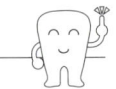

前歯部排列のポイント
① 人工歯に付着しているソフトワックスはしっかり除去すること．
② 咬合堤の削除は最小限にし，基準を失わないようにすること．
③ 排列後，人工歯をワックスでしっかり固定すること．
④ 歯軸の傾斜や排列位置がわかりやすいように，人工歯表面の余剰なワックスは取り除くこと．

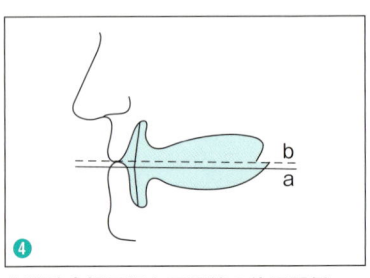

❹ 上顎咬合堤下縁と口唇線の位置関係
咬合堤下縁が口唇線より1mm下がっている場合（a），そのまま下顎咬合堤に合わせて排列する．また，咬合堤下縁と口唇線が一致している場合（b），下顎咬合堤を1mm切り取って排列する．

■臼歯部人工歯排列

臼歯部人工歯排列は，上下顎の正しい咬合を再現し，顎位の安定を図り，咀嚼が十分に営まれるように，機能面を考慮して排列します．

臼歯部人工歯排列の基本原則は，以下のとおりです．

①歯槽頂間線の法則に従い，機能時の維持安定を考慮すること．

②人工歯列は，舌や頰などの運動を阻害しないように，ニュートラルゾーン（筋圧中立帯）に排列すること．

③両側性，片側性の咬合平衡が保たれていること．

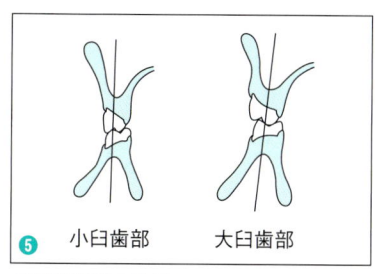
❺ 小臼歯部　大臼歯部
歯槽頂間線の法則

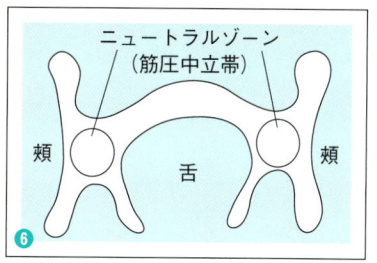
❻ ニュートラルゾーン（筋圧中立帯）
頰　舌　頰
ニュートラルゾーン（筋圧中立帯）

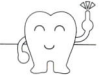 **臼歯部排列のポイント**

①人工歯に付着しているソフトワックスはしっかり除去すること．
②インサイザルピンを正しい位置に固定し，咬合高径を保持すること．
③咬合堤の削除は最小限にし，基準を失わないようにすること．
④排列後，人工歯をワックスでしっかり固定すること．
⑤隣在歯としっかり接触させ，辺縁隆線の高さを一致させること．
⑥咬合面表面の余剰なワックスは完全に取り除き，正しい咬合関係を再現すること．

Keywords 前歯部人工歯排列，臼歯部人工歯排列，Gysi 法，上顎法，下顎法

（小泉順一）

片顎全部床義歯の排列
対合歯列との関係どうする？

　片顎全部床義歯の排列は上下顎全部床義歯の場合とは異なり，対合歯が全部床義歯，部分床義歯，天然歯，修復歯のいずれの場合においても対合模型の調整が不可能なため，歯列が乱れている場合には，人工歯排列時や削合時に対応が必要となります．

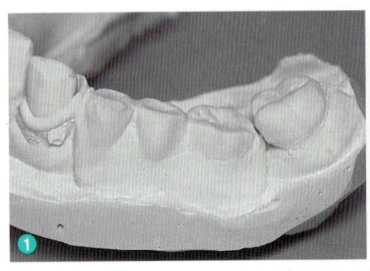 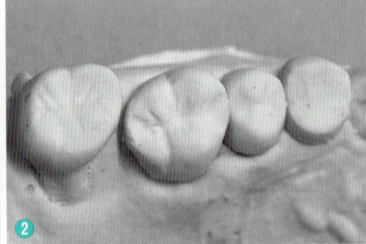 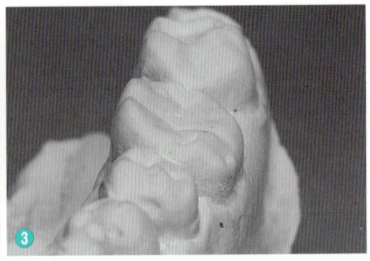

人工歯排列時や削合時に対応が必要な例
歯冠部（辺縁隆線）の高さが異なる（❶）．頰舌的な位置が乱れている（❷）．アンチモンソンカーブ（❸）．

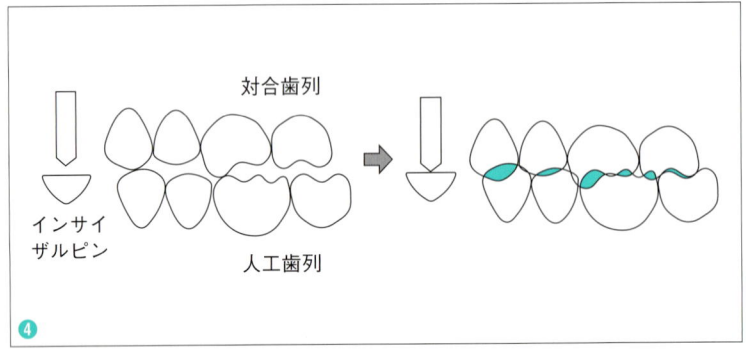

歯列が乱れている場合の対応
対合歯列に合わせて排列せず，臼歯部人工歯とインサイザルピンの離開量を確認しながら排列する．削合が終了した時点で，均一な咬合接触が得られ，隣在歯と辺縁隆線の高さが揃った状態で臼歯部人工歯排列が完了する．

Keywords 臼歯部人工歯排列，対合歯列

（小泉順一）

全部床義歯の歯肉形成
歯頸線の入れ方を工夫しよう

■歯肉形成における歯頸線の基本的な考えかた

歯頸線は，歯（人工歯の露出部）の形態を決定し，なおかつ審美性を左右する大事な要素です．しかし，審美性を重視するあまりに歯冠乳頭部を明瞭に入れすぎてしまうと，レジン重合後の研磨が難しくなります．研磨が適切に行われなかった場合には，そこにプラークや歯石が付着し，義歯を清潔に保てなくなります．

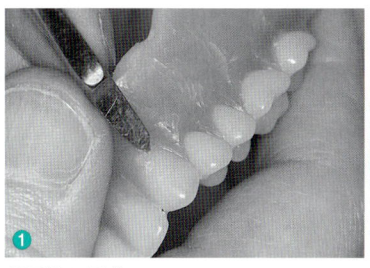 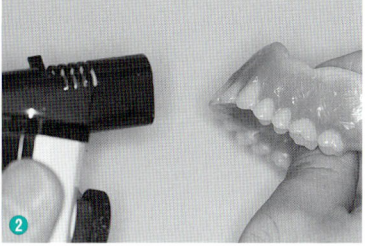 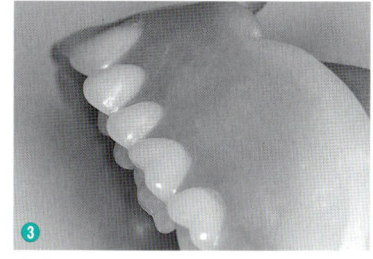

歯頸線の形成　　　　　　　　　　　　　　　　　　完成

歯間乳頭部が深くならないように，すなわち実際に自分が研磨できる深さまで歯頸線を入れる（❶）．ハンディトーチを用いるときは，人工歯側から炎を当てると歯頸線が消えにくく，なおかつ明瞭になる（❷）．

■歯肉形成における歯頸線の応用的な考えかた

歯頸線は，明瞭に入れるだけがすべてではありません．高齢者福祉施設などに入所している高齢者の義歯は，施設の職員らがその管理や洗浄を行うことが多くありますが，必ずしも十分なものとはいえません．そのため歯頸線のしっかり入った義歯を装着すると，すぐにプラークや歯石が付着して，口腔内環境を悪化させてしまうことがあります．

このような場合には**歯頸線を人工歯に対して移行的にして，プラークが付着しにくい形態にする**配慮が必要となります．

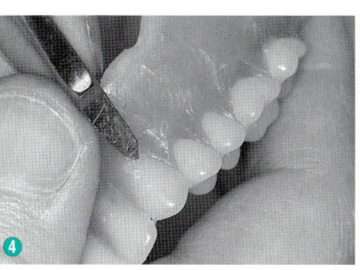 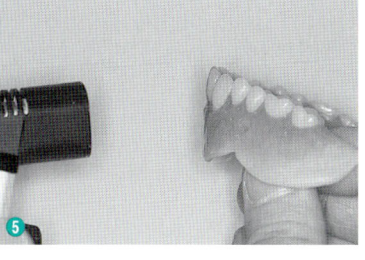 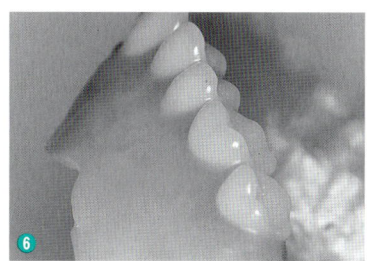

歯頸線の形成　　　　　　　　　　　　　　　　　　完成

❶と同様に，歯間乳頭部が深くならないように，実際に自分が研磨できる深さまで歯頸線を入れる（❹）．ハンディトーチで今度は歯肉側から炎を当てる．少し長めに当ててやると，歯頸線のワックスが熱で流れて移行的になる（❺）．

Keywords 歯肉形成，歯頸線の審美性，歯頸線の清掃性

（長谷部俊一）

全部床義歯の研磨①
レーズのかけ方を工夫しよう

　レーズ用のブラシには1列，2列，3列など，用途に合わせていくつかの種類があります．急いでいるときには初めに太いブラシを使用して，細部を後から仕上げたいところですが，どうしてもかけ残しができてしまいます．**急いでいるときこそ最初に細いブラシで細部を仕上げ，それから太いブラシで仕上げましょう．**

　ブラシをかけるときは，人工歯の歯軸に対して常にななめ十字となるようにかけます．一定方向ばかりに研磨していると，義歯に「スジ」が入ってしまうからです．また，レーズの形態と回転方向の特性から，歯軸の方向には研磨が簡単に行えます．そのため，あえて「ななめ十字」を意識して研磨することにより，より滑沢な研磨面にすることができます．

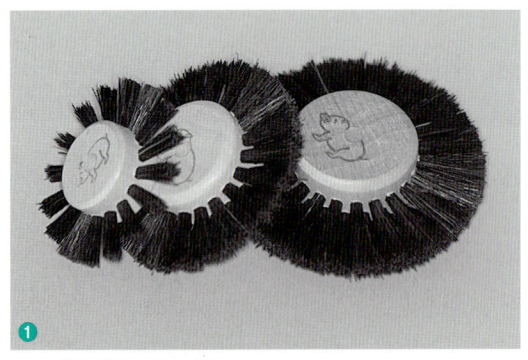
❶ レーズ用ブラシの一例
（左から）1列，2列，3列．用途に合わせて使い分ける．

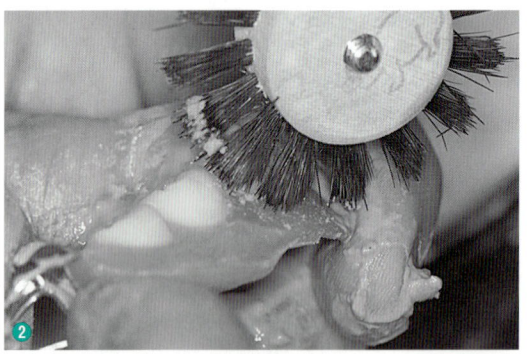
❷ 細い（1列）ブラシによる研磨
最初に歯間乳頭部などの狭い場所を研磨してしまう．

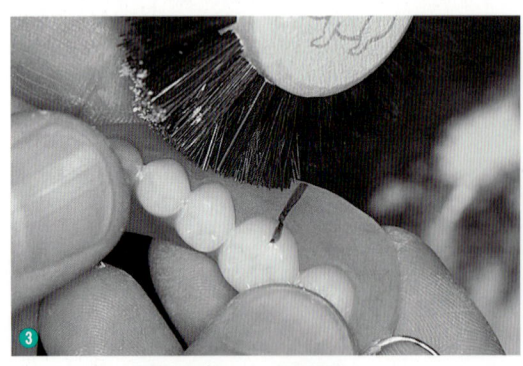

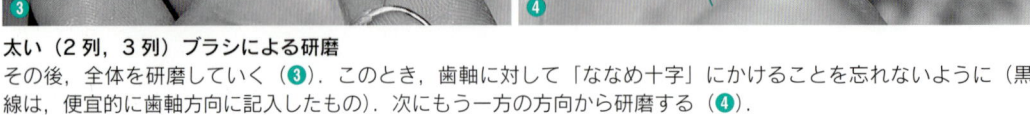

太い（2列，3列）ブラシによる研磨
その後，全体を研磨していく（❸）．このとき，歯軸に対して「ななめ十字」にかけることを忘れないように（黒線は，便宜的に歯軸方向に記入したもの）．次にもう一方の方向から研磨する（❹）．

Key words 義歯の研磨，レーズ

（長谷部俊一）

全部床義歯の研磨②
皮バフをカスタマイズしよう

　歯間乳頭部は隙間が狭いために，研磨するのが難しい場所の一つです．そこで細部まで滑沢に仕上げるために，市販の皮バフをカスタマイズして使用すると，研磨が容易になります．

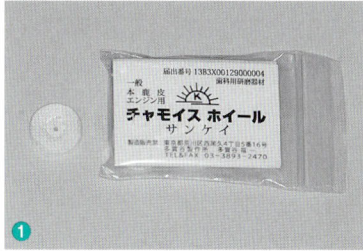

❶ 市販の皮バフの一例

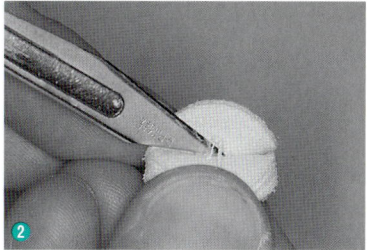

❷ バフの加工
バフを固定しているヒモをカッターなどで切り離す（❷）．バフをバラした状態（❸）．

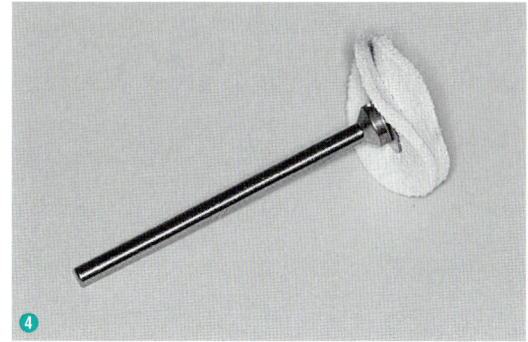

❹ マンドレールへの固定
ヒモを取り除いたバフを2〜3枚重ねた状態で，マンドレールに固定する．

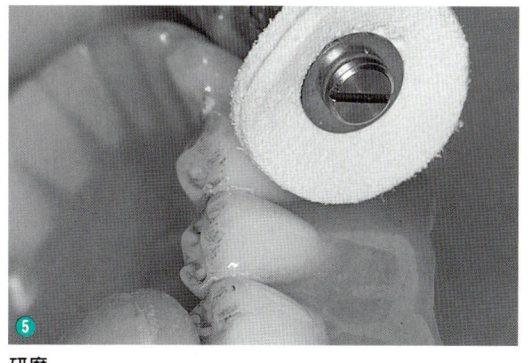

❺ 研磨
歯冠乳頭部の研磨に使用する．長い時間当てると，熱でレジンが焦げてしまうので，当てすぎないように注意すること．

Keywords 歯間乳頭部の研磨，皮バフ

（長谷部俊一）

部分床義歯の個人トレー
なるべく削らない・足さないで個人トレーをつくろう

　個人トレーの製作において，粘りのある種類のトレー用レジンを選択して，押し延ばしながら成形していけば，トレー辺縁をカットせずにすみます．カットしなければ当然バリも出ないため，辺縁を調整する作業が省けます．また，本法ではワンピースで製作できるため，作業時間の短縮が図れ，強度的にも強くなります．最終硬化前にトレーを模型から外すことによって，ブロックアウトが多少不十分な場合でもレジンが変形して補正してくれます．

　材料選択に配慮することで，作業の効率化，作業時間の短縮が図れます．

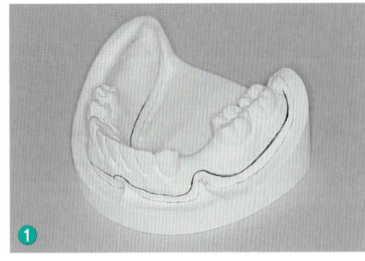
❶ 外形線の設定
個人トレーの外形線は，床外形線から2～3mm短く記入する．

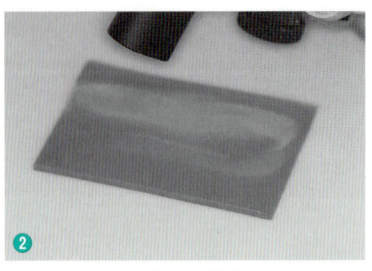
❷ パラフィンワックスの軟化
板状のパラフィンワックスを使用する．
片面のみをハンディトーチであぶる．

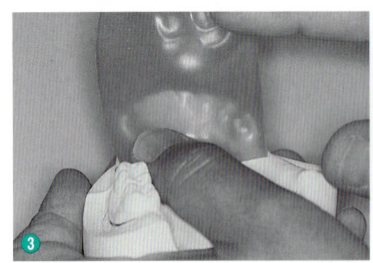
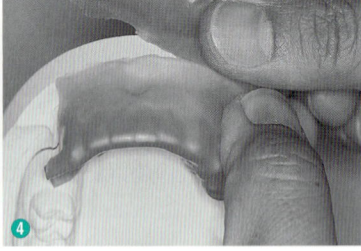
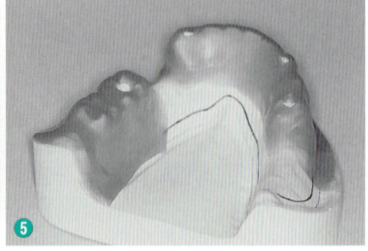
ブロックアウト
パラフィンワックスの軟化した面を内側にして，模型に圧接する（❸）．アンダーカットの大きい口腔前庭部は，最深部までブロックアウトする（❹）．レトロモラーパッドの舌側は，アンダーカットになりやすいので注意する（❺）．

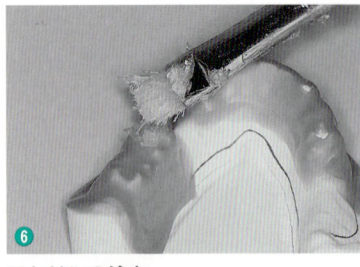
❻ ワセリンの塗布
ワックスとトレー用レジンはくっつかないため，ストッパーと石膏面にのみワセリンを塗布する．

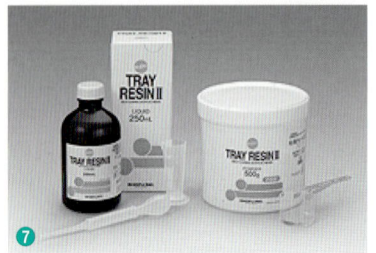
❼ トレー用レジン
操作性がよく，粘りのあるトレー用レジンを選択する．混液比は必ず守る．

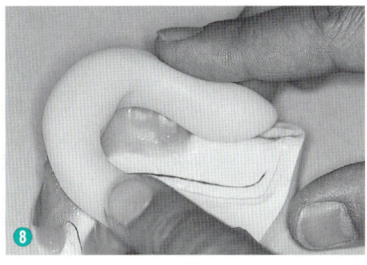 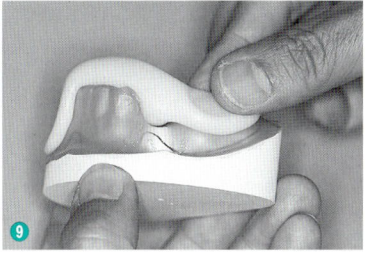 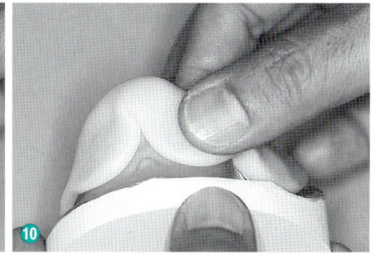

トレー用レジンの圧接
棒状にしたトレー用レジンを歯列に合わせて載せる（❽）．外形線を越えないように，頬舌的に指で押し広げながら延ばしていく（❾）．外形線に合わせて，**小帯を避けながら圧接する**．辺縁が厚くならないように注意する（❿）．

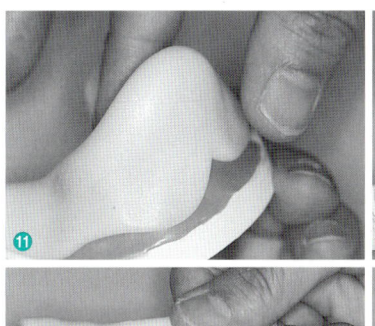 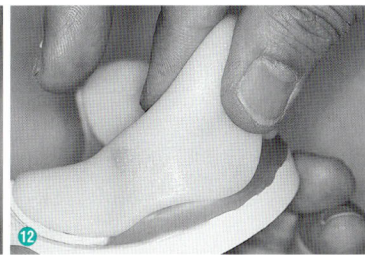

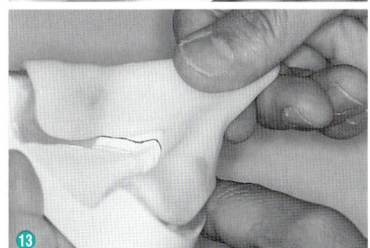 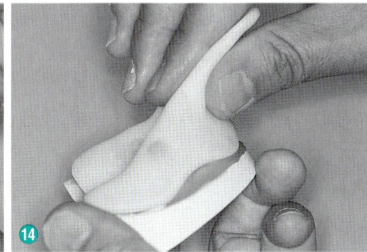

ハンドルの形成
前歯の切縁付近にレジンを集める．透け具合で厚みを確認しながらレジンを延ばしていく．パラフィンワックスの色が透けてきたら，それ以上は薄くならないように注意する．強度が保てていることが重要である（⓫）．**集めたレジンを少しずつ引っ張って，ハンドル（柄）を形成していく**（⓬）．ハンドル以外の部分が引っ張られないように，唇側部を指で押さえる（⓭）．角度と位置を確認しながらハンドルの形を整えていく（⓮）．

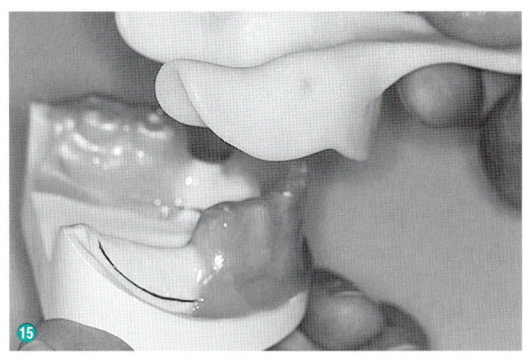

完成
硬化熱が冷める前に数回着脱を繰り返す．

Key words 外形線，ブロックアウト，ハンドル（柄）

（竹井　潤）

部分床義歯の咬合床
レジンの量を適切に！

　咬合床は基礎床と咬合堤から構成されます．
　全部床義歯の咬合床とは異なり，部分床義歯の咬合床では残存歯があるため，形状が複雑になります．残存歯を傷つけないように，適量のレジンを圧接しながら押し広げていきます．また，人工歯排列時にじゃまにならないように，歯槽頂部は薄くしておくとよいでしょう．
　下顎の大連結子部は，幅が狭いときは厚みを増やすか，前歯部の舌側に載せます．外形や辺縁は，なるべく完成義歯に似せた形状を意識します．

■ 模型の調整

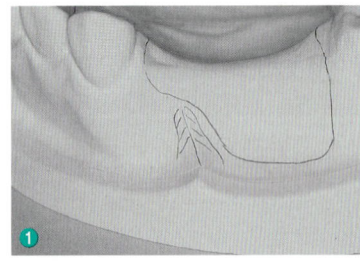
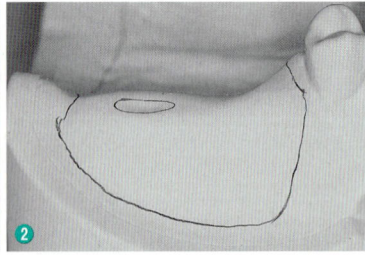

リリーフ部位のマーキング
小帯や抜歯窩など，リリーフする部位を模型上にマーキングする．

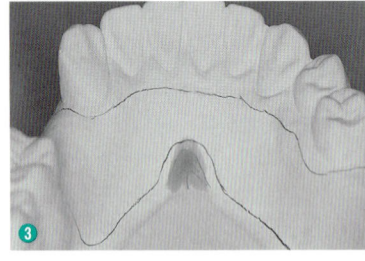
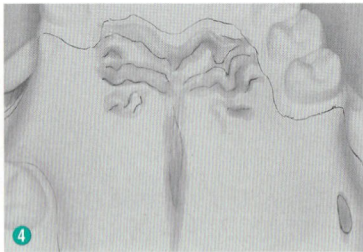

リリーフ
可動部の小帯や口蓋ヒダ，口蓋縫線，抜歯窩，模型上に存在するくぼみや溝をワックスでリリーフする．

■ 基礎床部の製作

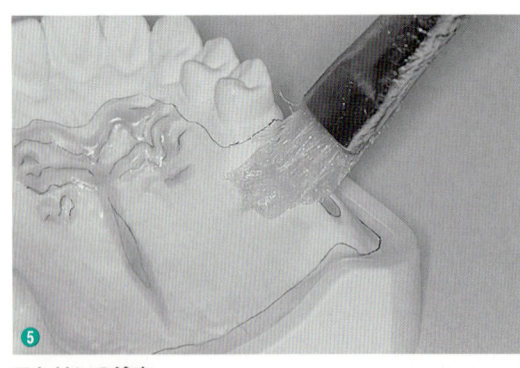
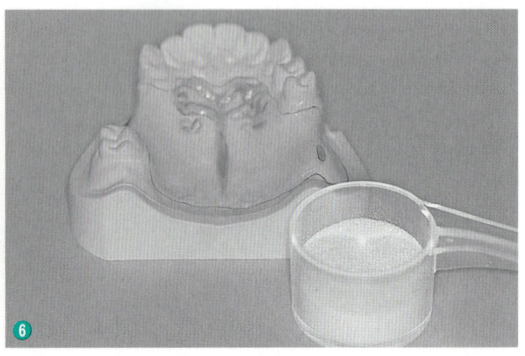

ワセリンの塗布
外形線より一回り広く分離剤（ワセリン）を塗布する．この広さであれば，トレー用レジンの量は計量カップの半分の量で十分足りる．症例に応じたレジンの量，すなわち後々のカット量が少なくて済むように，必要な分量のレジンを練ることが重要である．

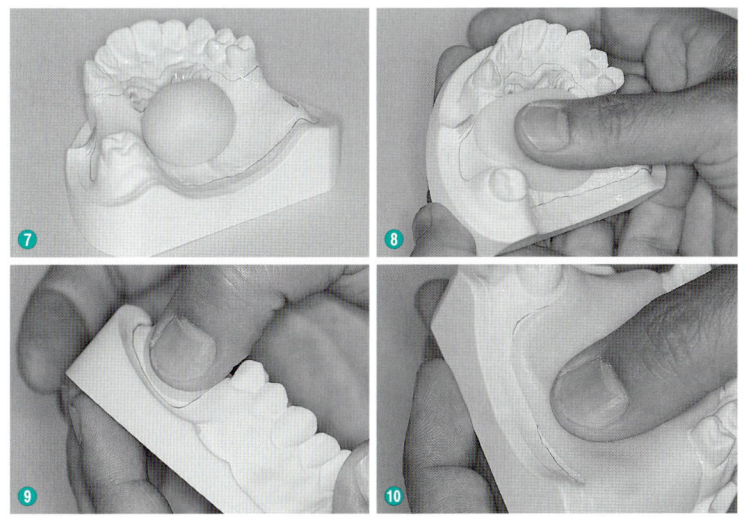

トレー用レジンの圧接（上顎）
トレー用レジンを口蓋の一番深い部分に置いてから，親指の腹で押し広げていくと気泡が入りにくい（❼，❽）．レジンの厚みが均一になるように，外形線に合わせて押し広げていく（❾，❿）．

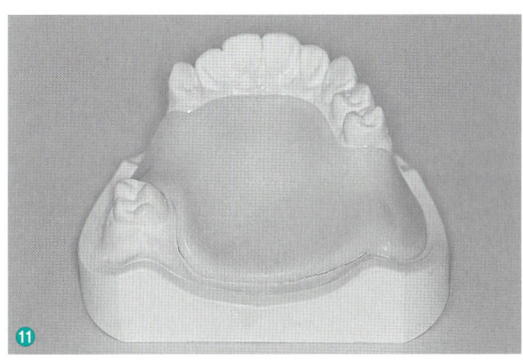

基礎床の完成（上顎）

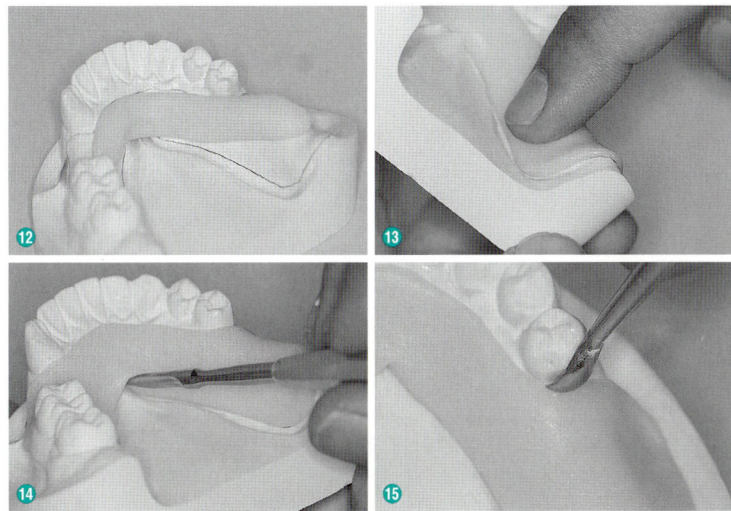

トレー用レジンの圧接（下顎）
レジンを棒状にして舌側から模型に載せる（⓬）．**舌小帯部は切らないように形成器などで持ちあげる**（⓭，⓮）．残存歯の歯頸部などのアンダーカットにレジンが入らないように注意する（⓯）．

15

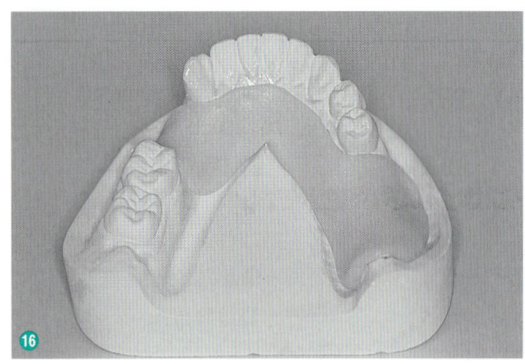

⑯ 基礎床の完成（下顎）

■咬合堤部の製作

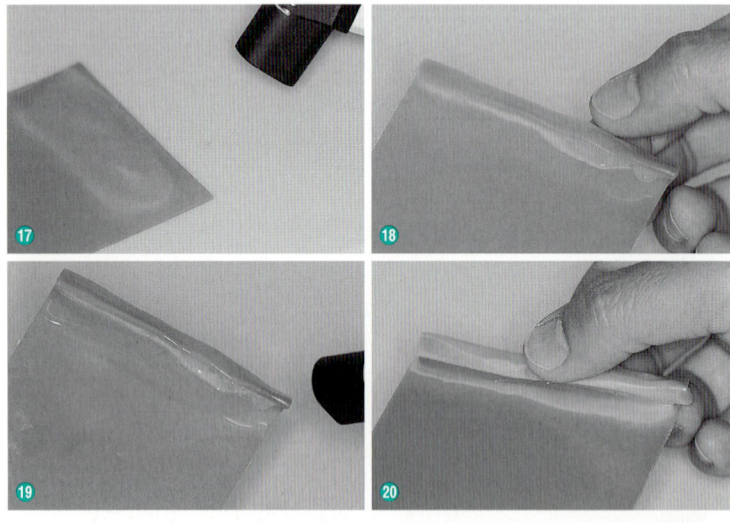

パラフィンワックスの軟化
ハンディトーチで溶かした面を内側にして巻いていく（⑰，⑱）．繋ぎ目を溶かすようにハンディトーチを当てる．この操作を繰り返しながら巻いていく（⑲，⑳）．

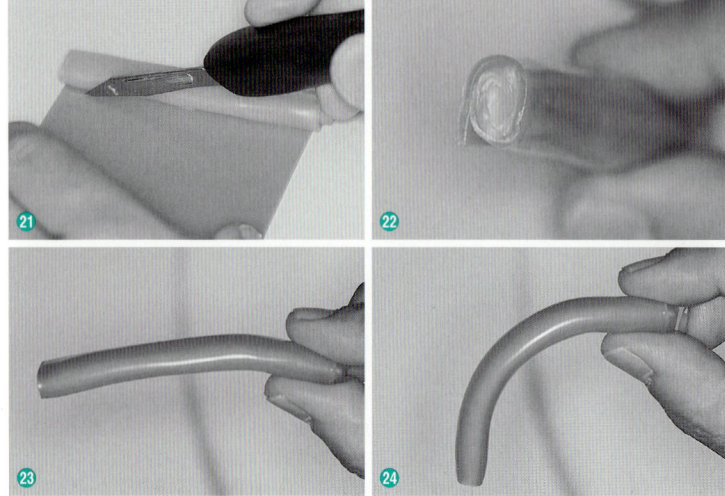

咬合堤の成形
必要な分量（㉗参照）を巻いたらカットする（㉑，㉒）．芯が軟らかいので，水平に持つと先端が垂れてくる．このくらいが形を整えやすい．（㉓，㉔）．

部分床義歯の咬合床
レジンの量を適切に！

■咬合床の製作

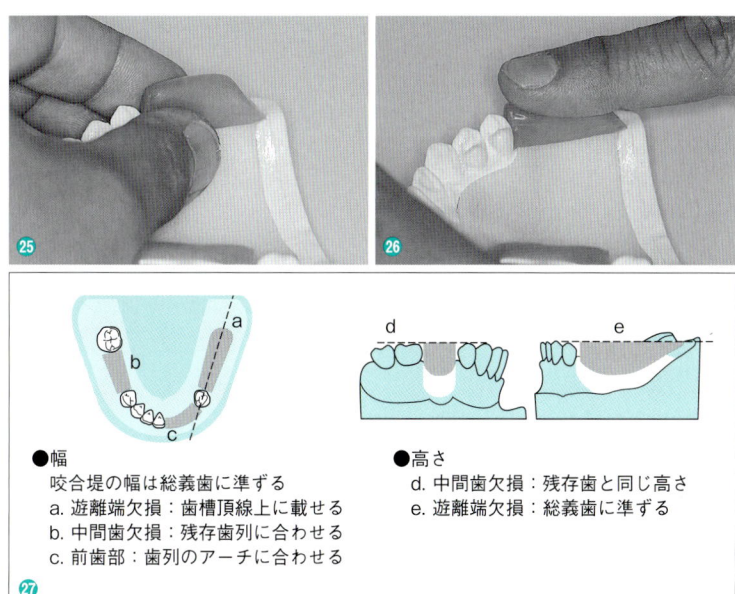

基礎床への咬合堤の圧接
カットした咬合堤を歯槽頂に載せて、形（幅、高さ）を整える．

●幅
咬合堤の幅は総義歯に準ずる
a. 遊離端欠損：歯槽頂線上に載せる
b. 中間歯欠損：残存歯列に合わせる
c. 前歯部：歯列のアーチに合わせる

●高さ
d. 中間歯欠損：残存歯と同じ高さ
e. 遊離端欠損：総義歯に準ずる

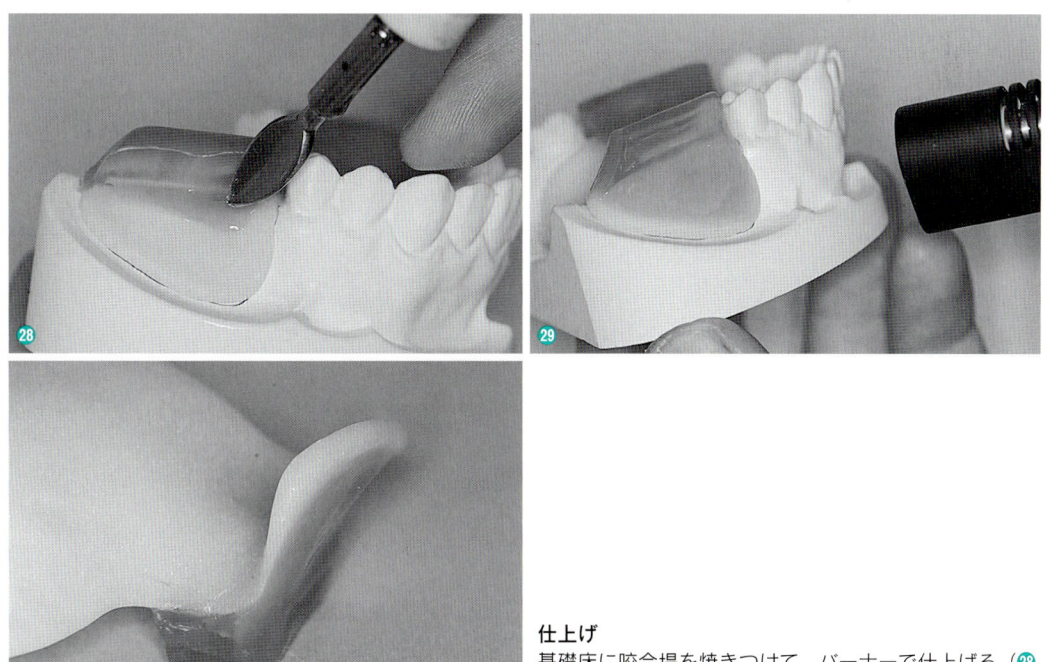

仕上げ
基礎床に咬合堤を焼きつけて、バーナーで仕上げる（㉘，㉙）．
辺縁はコルベン状に形成する（㉚）．

17

部分床義歯の咬合床
レジンの量を適切に！

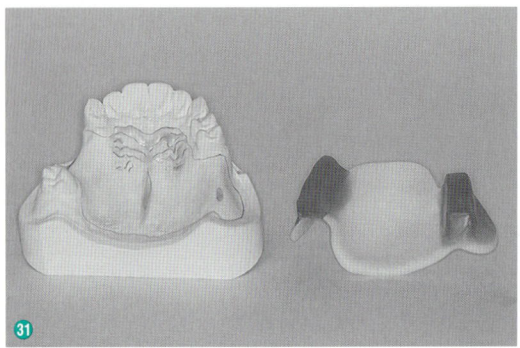

㉛ 完成

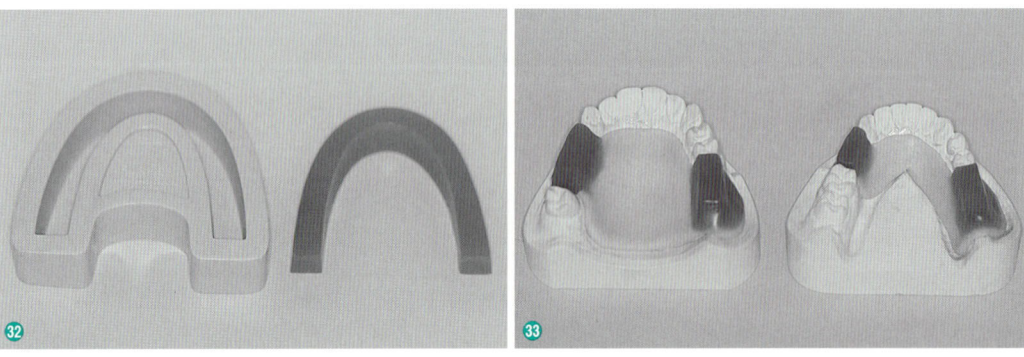

㉜ 咬合堤用ラバーの活用
市販の咬合堤用ラバーは幅，高さ，アーチが再現されている．

Key words 咬合床，外形，リリーフ，基礎床，咬合堤

（竹井　潤）

| サベイヤーの使用方法
よい義歯づくりにはまずは確実なサベイングを

　若い歯科技工士に「サベイングのとき，なぜ模型を傾けるのかわかる？」と質問をすると，「クラスプをかけやすいサベイラインを引くため」という答えが高い確率で返ってくるので驚かされます．義歯の設計において，クラスプなどの支台装置の種類は，サベイラインを引いて支台歯のアンダーカットの分布を調べてからでなければ決められません．しかし，歯科技工指示書にはすでに設計が記載されており，サベイングは後から行うため，このような誤った考えが広まるのでしょう．

　ここでは初心にかえって，サベイヤー操作の基本を確認します．

■サベイヤーの構造

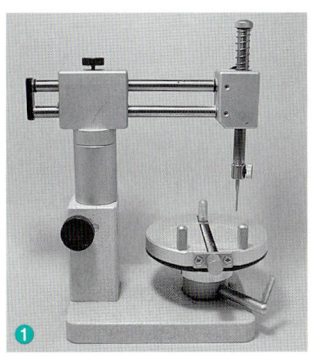

サベイヤー
サベイヤーには模型台が傾斜するタイプとアームが傾斜するタイプがあり，さらに模型台が傾斜するタイプには，模型台が固定されていてアームが動くもの（❶）とアームが固定されていて模型台を動かすものとがある．

■着脱方向の決定

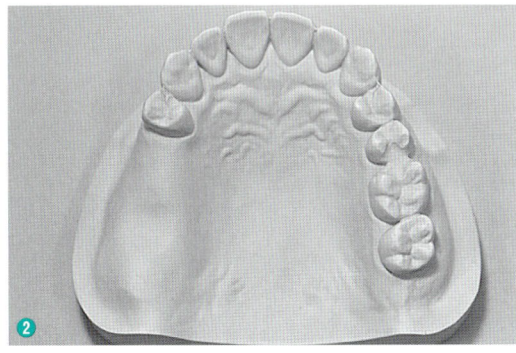

作業用模型の咬合面観
片側性遊離端欠損の症例．4|に近心レスト，|56にまたがるようにレストが形成されている．4|が直接支台装置，|56が間接支台装置になると考えて間違いないだろう．

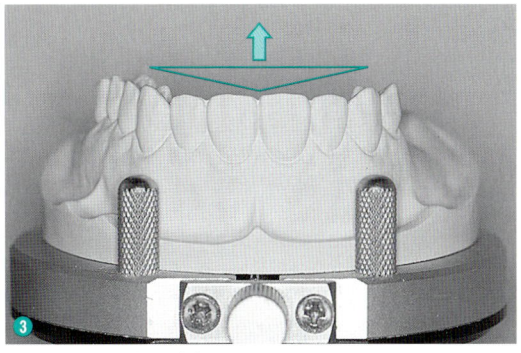

暫定の着脱方向と咬合平面
サベイングを始める前に，まず，暫定の着脱方向（模型の傾斜）を任意に設定する必要がある．"暫定"というのは，ここで決める傾斜は最終的なものではなく，着脱方向はサベイングの結果次第で変化する．**暫定の着脱方向は咬合平面を基準とする**．着脱方向の決定には，①咬合平面，②支台歯の植立方向，③各支台歯のサベイラインの位置，④各支台歯の補綴側隣接面のアンダーカット量，⑤支台歯に形成されたガイドプレーン，⑥顎堤にあるアンダーカットを考慮する必要がある．

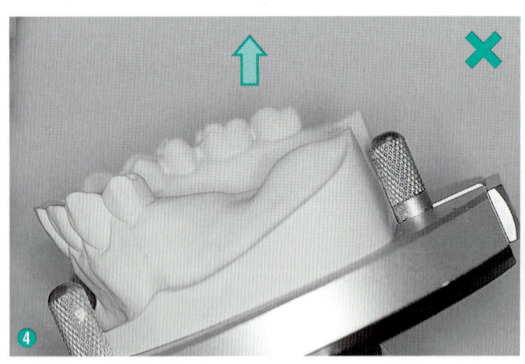
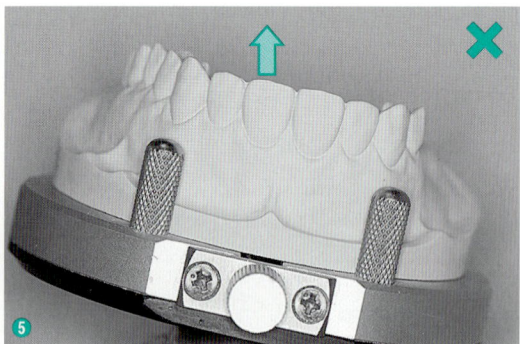

極端な傾斜の例
模型後方を高く上げて傾斜した状態では，義歯の着脱を患者さんの喉方向に向けることになり，実際の着脱はままならない（❹，前方を上げることは症例によっては○である）．左右の傾斜も同様である（❺）．つまり，咬合平面から逸脱して着脱方向は設定できない．
咬合平面の基準点はここでは有歯顎を基本とするが，**上顎は切歯点と左右第一大臼歯の近心舌側咬頭頂を結んだ平面，下顎は切歯点と左右第二大臼歯の遠心頬側咬頭頂を結んだ平面とする．**

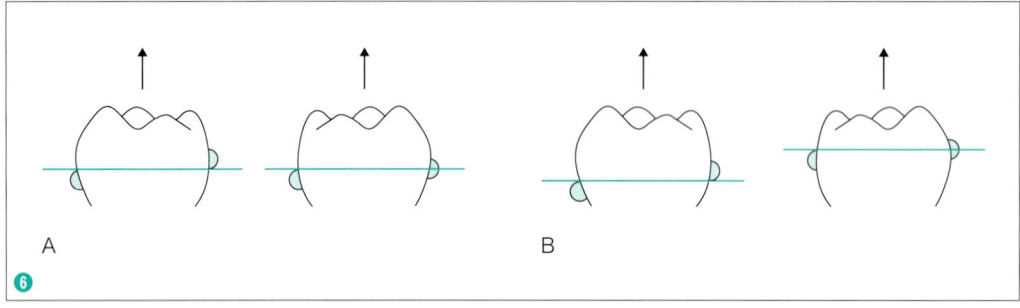

サベイラインとクラスプアームの位置関係
各支台歯のサベイラインの位置，特に高さは重要である．複数の支台歯があり，そのうちどれか一つのサベイラインが極端に高いと，義歯着脱時に各クラスプアームは同時に歯面から離れるのが理想的であるため，拮抗作用という観点から考えると，この点の達成が困難となる．
A：各クラスプアームは同時に歯面から離れる．B：左側が先に歯面から離れる．

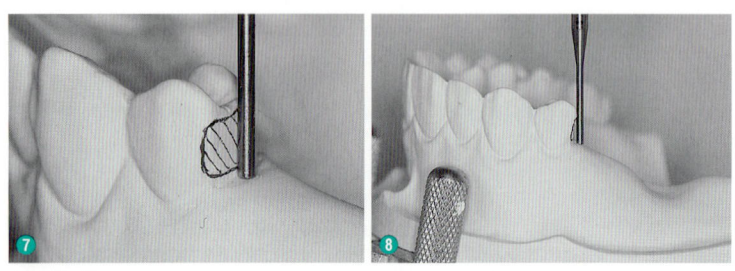

ガイドプレーン
支台歯にガイドプレーンが形成されている場合，基本的には着脱方向を一致させる（❼）．ほかの要素を考慮すると，必ずしもガイドプレーンを活用できない場合がある．また，複数ある各ガイドプレーン間の平行性がとれていない場合も同様である．ガイドプレーンが活用できない場合，やむをえずブロックアウトする状況が発生する（❽）．

サベイヤーの使用方法
よい義歯づくりにはまずは確実なサベイングを

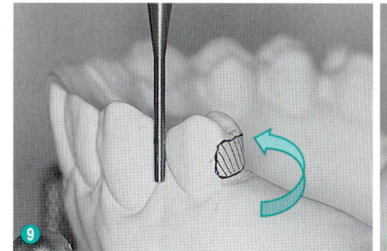 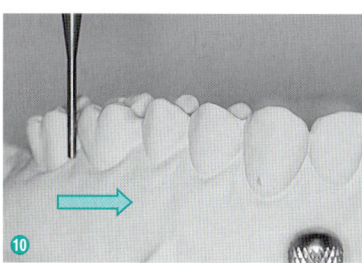 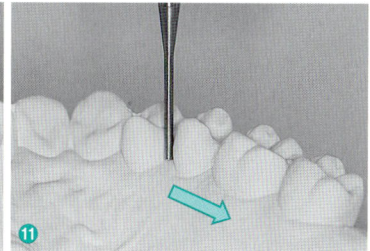

アンダーカットの精査
各支台歯にアナライジングロッドを当て，サベイラインの描記位置，アンダーカットの分布を精査する．顎堤にあるアンダーカットは，義歯の着脱を考慮してブロックアウトする場合や連結装置の選択（たとえば下顎義歯のメジャーコネクターをバータイプにするのか？　床タイプにするのか？）に関わる場合もあるので，サベイラインを描記する必要がある．

　以上の内容を踏まえつつ，模型の傾斜を修正しながら，整合性が最もとれた模型の傾斜を導き出していきます．ここでようやく着脱方向が決定します．支台歯ごとに着脱方向が異なることがないように注意してください．

■サベイライン・クラスプの外形線の描記

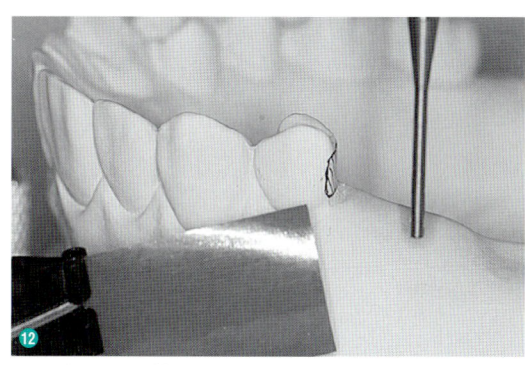 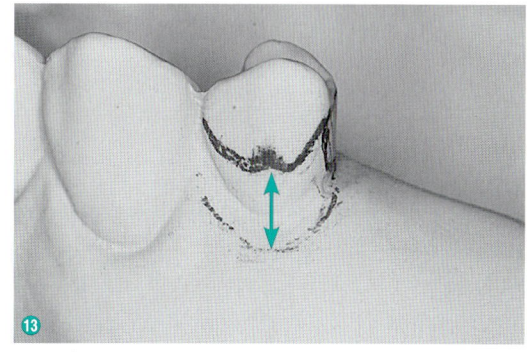

サベイラインの描記
カーボンマーカーではなくアナライジングロッドと咬合紙を使用する．ツールを変える手間がなく，軸が細いので小回りも効き，クラスプの外形線を黒色のペンで書くことができるといったように，いいことづくめである．

アンダーカット領域
支台歯の歯冠部と同時に，歯肉部にも描記する．両者のラインに挟まれたエリアがアンダーカット領域となる．

21

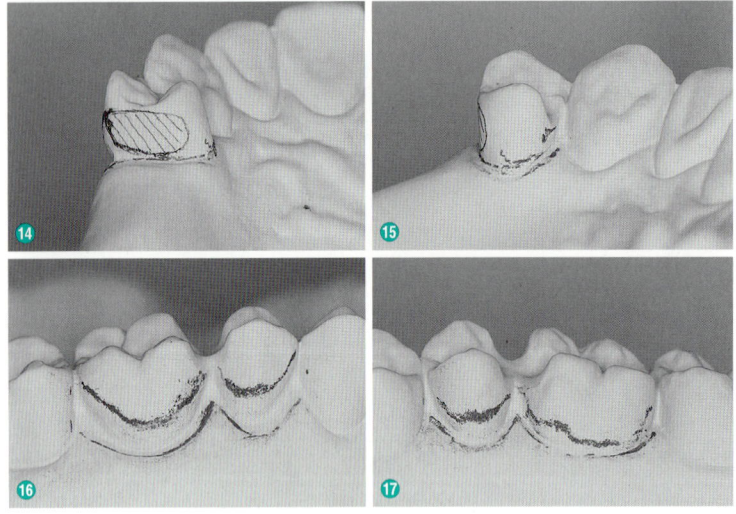

各支台歯にサベイラインを描記
各支台歯にサベイラインが描記された．4| には「近心レスト，遊離端欠損」という理由からGクラスプ，|56 には間接支台装置の定番である双歯鉤が選択された．
※Gクラスプ：舌側腕の先端にレストを置くエーカースクラスプの変形タイプ．

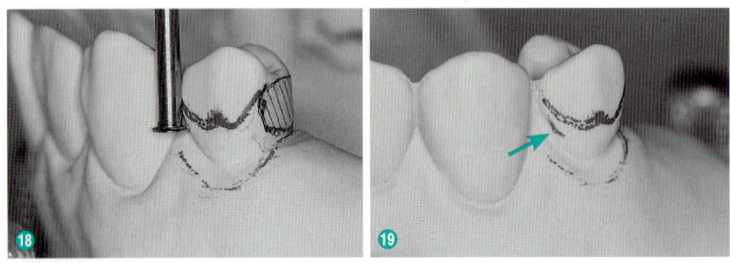

鉤先位置のマーキング
アンダーカットゲージを使用してマーキングする（⑱）．真横に直線的に描くのではなく，サベイラインと平行に記入する（⑲）．

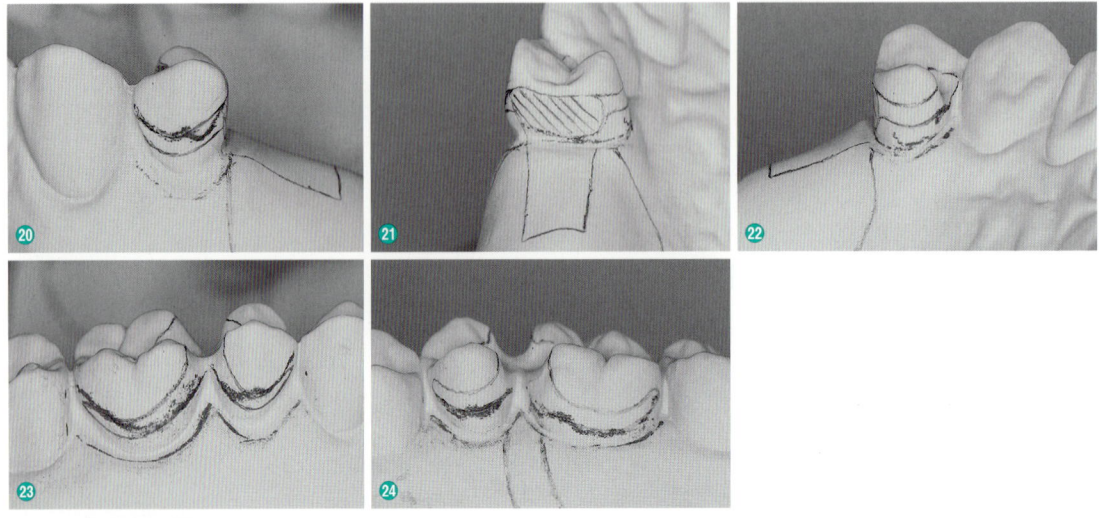

クラスプ外形線の描記

サベイヤーの使用方法
よい義歯づくりにはまずは確実なサベイングを

■ブロックアウト，リリーフ

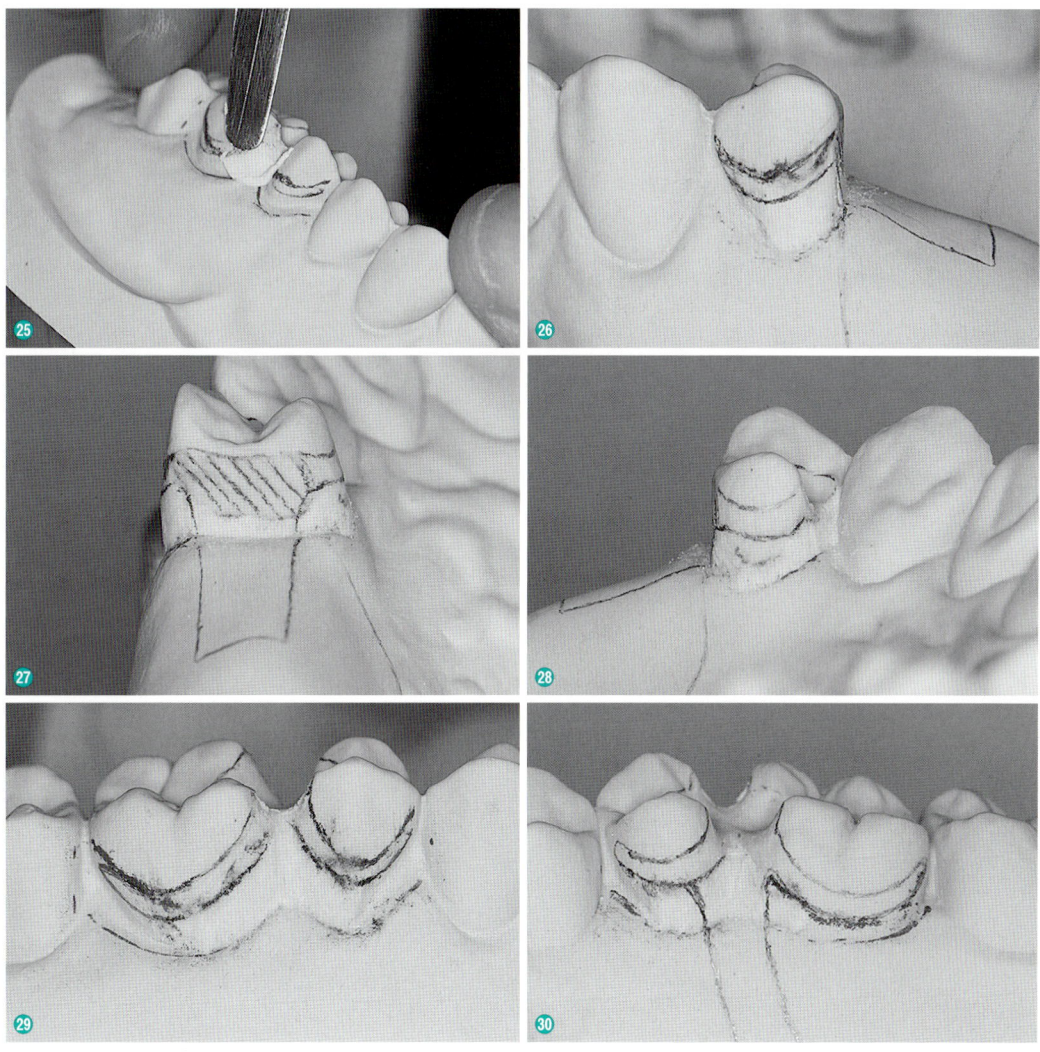

アンダーカットのブロックアウト
サベイングの結果，模型の傾斜が決まり，サベイラインが描記されると，サベイラインから下方はすべてアンダーカットとなる．維持に使用される部分（鉤先端）以外は不要なアンダーカットであるため，ブロックアウトを行う．ブロックアウトされた部分は，口腔内では機能しない空洞となるため，食渣の停滞を招く要因となる．よって，①空洞は可能なかぎり少ないほうがよい，②空洞の大きさは各部で均一であるほうがよい，という2点を考慮すべきである．
支台歯の植立方向は，支台歯間にマイナーコネクターを通す場合（双歯鉤の脚部）などで重要である．支台歯の植立方向と着脱方向が一致しない場合は大きくブロックアウトする必要があり，空洞が増大する可能性がある．
複印象を採得する場合はワックスで，作業用模型上に直接パターンを製作する場合は石膏で行うとよい．歯冠部と歯肉部のラインを直線的に結び，模型に擦りつけるように石膏を盛り上げ，形成器で整えていく．

サベイヤーの使用方法
よい義歯づくりにはまずは確実なサベイングを

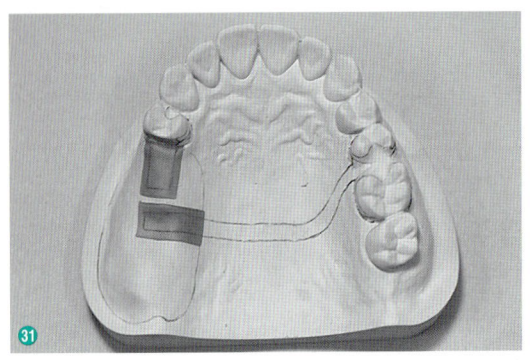

リリーフ
シートワックスでクラスプの脚部，パラタルバーの義歯床に埋入する部分をリリーフして終了である．

Keywords サベイヤー，サベイング，着脱方向の決定，サベイラインの描記，ブロックアウト，鉤先位置

（赤間亮一）

鋳造鉤
鋳造鉤にパターンワックスを活用しよう

鋳造鉤の製作には通常，サベイング（ブロックアウト，リリーフまで）が終了した作業用模型を①複印象→②耐火模型材の注入→③硬化後，乾燥・表面処理→④耐火模型上にパターン製作→⑤型ごと埋没→⑥鋳造，といった工程を要し，非常に煩雑です（一般的に耐火模型法，または間接法といいます）．また，作業用模型上でパターンレジンや光重合レジンを用いてパターンを製作し，作業用模型から引き抜いた後，埋没→鋳造することによって，作業時間の短縮を図る方法もあります（こちらは直接法といいます）．

ここでは直接法のバリエーションとして，既製のパターンワックスを用いて，作業用模型上に直接ワックスアップする方法を紹介します．

■作業用模型の調整

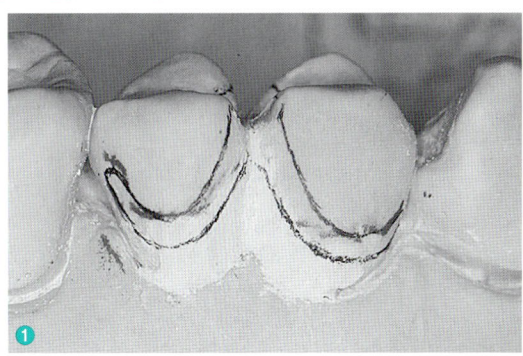 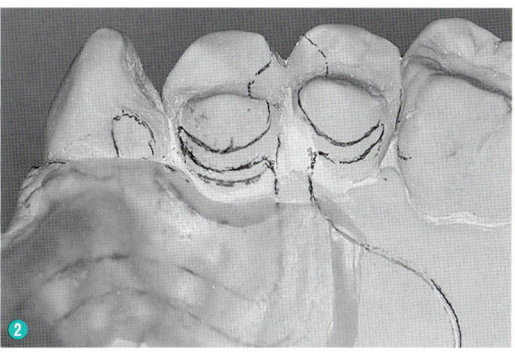

作業用模型
頬側面（❶），舌側面（❷）．
作業用模型のブロックアウトには石膏を用いる．必ず石膏がよいというわけではないが，鉤体部などはパターンワックスどうしを溶解して接合する必要があるため，同時に焼きついてしまう可能性のあるワックスをブロックアウトに用いることは避けたほうがよい（❶）．
パターンワックス圧接時の操作性を向上させるため，作業用模型は十分に乾燥させることが重要である．乾燥には，ヘアドライヤーの使用が有効である．作業用模型の乾燥後，鉤脚部をシートワックスでリリーフする（❷）．

■パターンの製作

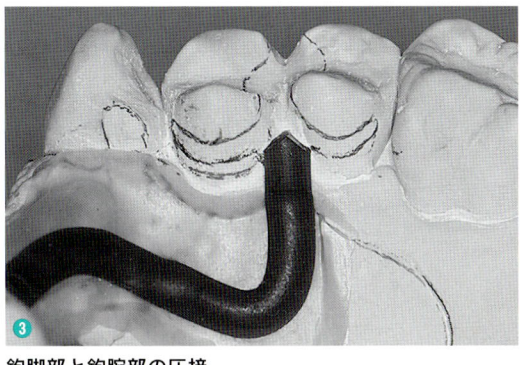 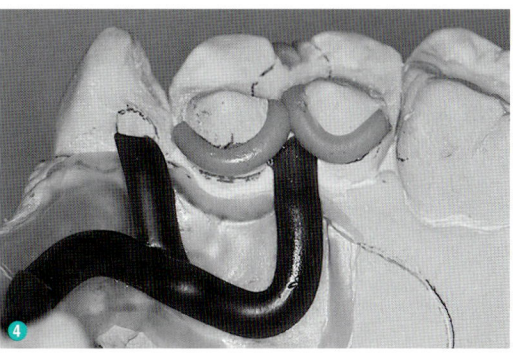

鉤脚部と鉤腕部の圧接
鉤脚部（❸）はラインワックス，鉤腕部（❹）には既製のクラスプパターンワックスを用いる．パターンのサイズは，支台歯の大きさと使用する鋳造用合金に合わせたものを選択する．
作業用模型への圧接は，手指の温度でパターンワックスを軽く軟化し，"じわぁっ"と作業用模型に圧接，適合させることが重要である．このとき，力を入れすぎればパターンの断面形態が変化し，既製のパターンワックスを用いている意味がなくなってしまう．また，逆に圧接が不十分であれば，歯面に対し不適合なクラスプができてしまう．

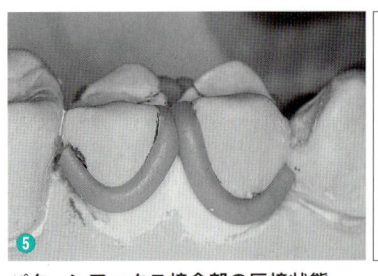 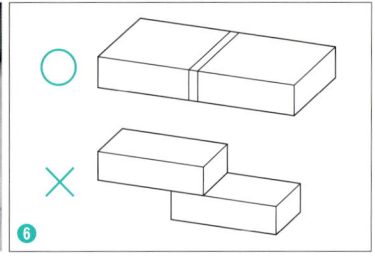

パターンワックス接合部の圧接状態
パターンワックス接合部の圧接状態は，パターンどうしが重なり合うよりも**突き合わせの状態**が望ましく，接合部内面にシワや亀裂などの接合不十分な状態が発生しにくくなる．

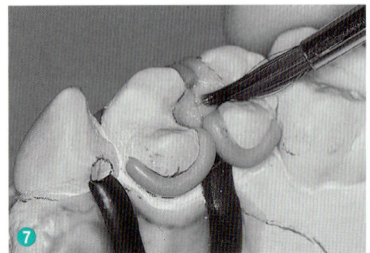 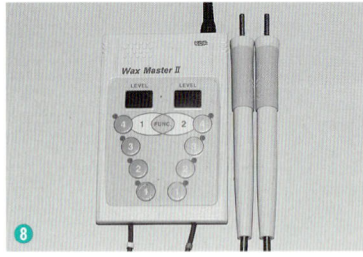 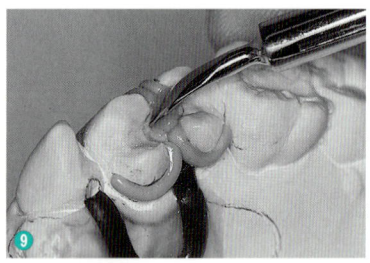

ワックス分離剤の塗布
パターンワックスの圧接が確認できたら，レスト部と接合部周辺にワックス分離剤を塗布する．

電気インスツルメント
パターンワックスの接合には，電気インスツルメント（ワックスマスターⅡ，デンケン・ハイデンタル）を用いるのが理想的である．通常タイプのインスツルメントで火炎を使用する場合，温度管理には熟練を要するが，電気インスツルメントであれば，初心者でも比較的簡単に温度コントロールができる（筆者の場合，接合時の電気インスツルメントの温度設定は50℃）．

レスト部の形成
レスト部にインレーワックスを流し込む．このときパターンワックスの一部を溶かすようにしながらインレーワックスを添加し，手指を用いてワックスが硬化するまでしっかり圧接する．

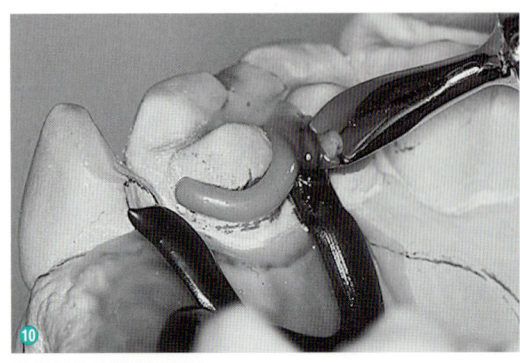 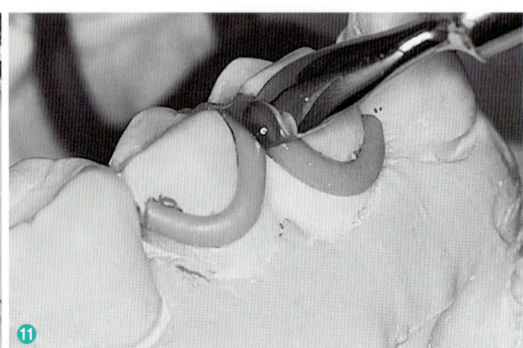

鉤体部と鉤腕部の接合
鉤体部と鉤腕部の接合も同様に，互いのワックスの一部を溶かすようにしながらインレーワックスを添加する．このとき，**電気インスツルメントの先端が作業用模型に触れている**ことが重要で，この操作をしっかり行うことによって，接合部内面のシワや亀裂などを防ぐことができる．特に亀裂がある場合は，鋳造体（クラスプ）の強度が低下してしまうので，注意が必要である．

鋳造鉤にパターンワックスを活用しよう

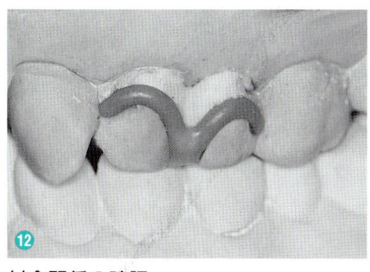
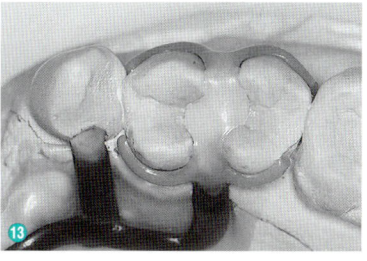
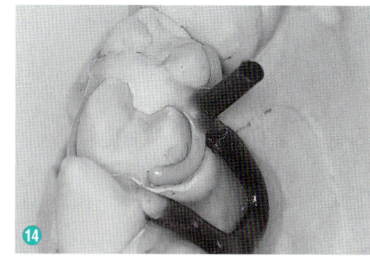

⑫ 対合関係の確認
対合関係を確認し，彫刻刀などで形態を整える．ミニトーチを使用して表面を滑沢に仕上げてもよいが，鉤腕部は断面形態が変わらないように注意する．また，作業用模型からパターンが浮き上がることがあるので，ミニトーチの使用は最小限に留めたほうがよい．

⑭ スプルーイング

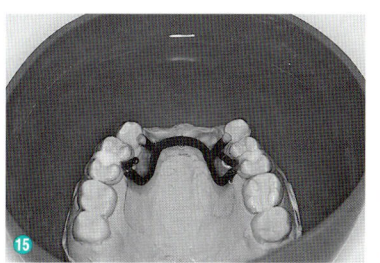
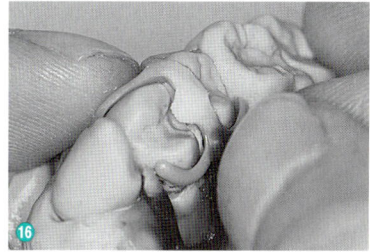
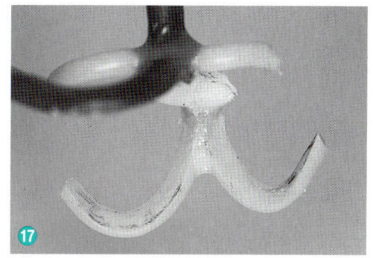

⑮ 水中浸漬
スプルーイング後，作業用模型ごと水中に浸漬してパターンを冷却する．厳密ではないが，水温は18℃前後が適正であるように思える．

⑯ パターンの引き抜き
頬側腕（維持腕）の鉤尖はアンダーカット部に入っているため，パターンの引き抜き時には鉤腕が開くようにして抜けてくる．このとき，パターン自体の温度が高ければ開いたままの状態になってしまう．逆に温度が低ければパターンは適度な弾性をもち，引き抜き時の変形を防止できる．

⑰ 接合部の状態
作業用模型からパターンを慎重に引き抜いた後，内面（接合部）の確認を行う．シワや亀裂があった場合は，粘度のあるアドヒーシブなどを使用して修正する．筆者の経験では，このときにワックスなどを使用して熱を与えると変形の原因になる．問題がなければ埋没作業に移る．

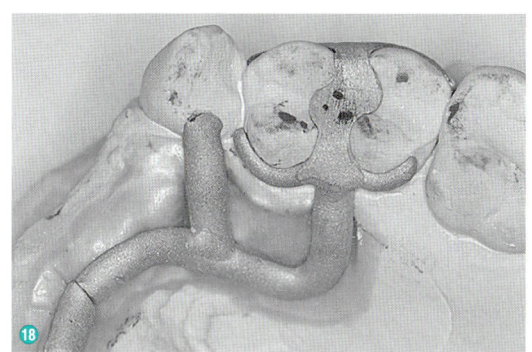
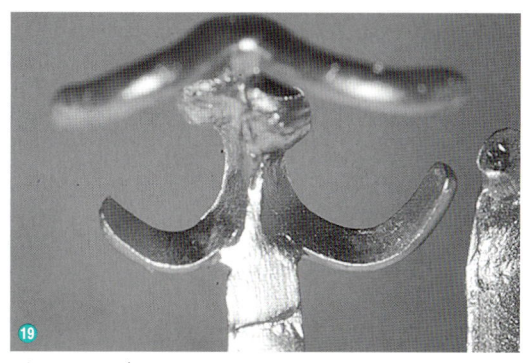

⑱ 咬合調整後の適合状態
鋳造後，埋没材から取り出して，酸洗い，アルミナサンドブラスト処理を行った後，適合状態を確認する．適合に問題がなければ，咬合調整を行う．その後，必要に応じて硬化熱処理を行い，機械的性質の改善を行う．

⑲ ガラスビーズ処理した内面
鋳造体内面は，適合確認時にホワイトポイントなどで調整した部位を再度アルミナサンドブラスト処理を行い，続いてガラスビーズで内面を仕上げる．基本的に**内面の研磨は行わない**が，鉤腕内面は茶のシリコーンポイントで軽く研磨を行う場合もある．

鋳造鉤

鋳造鉤にパターンワックスを活用しよう

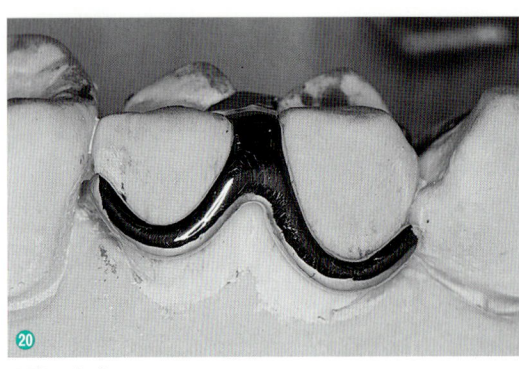
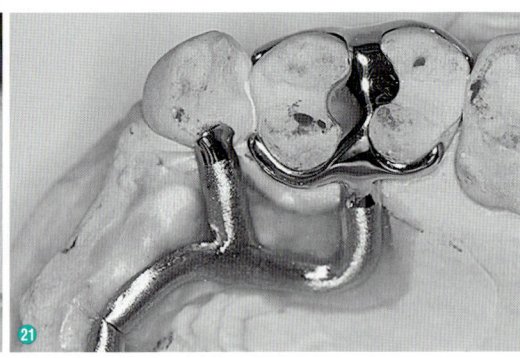

研磨，完成
頬側面（⑳），咬合面（㉑）．
鉤腕の断面形態やテーパーを損なわないように，鏡面仕上げを行う．義歯床に埋入される部分はカーボランダムポイントなどで表面を粗糙にして，義歯床との維持の向上を図る．

Keywords 鋳造鉤，パターンワックス，研磨

（赤間亮一）

線鉤
苦手克服！ワイヤー屈曲

　線鉤（ワイヤークラスプ）の屈曲は，特殊な機器を用いることなく，プライヤーと手指のみで容易に行えるとされていますが，実際にはきわめて困難な技工操作の一つであるといえます．

　ここでは，鉤肩の屈曲，不適合部・鉤先部の調整方法を解説します．なお，クラスプを補綴側（後方）から見て「左腕・右腕」とし，右手でプライヤーを把持する術式とします．

■鉤肩の屈曲①

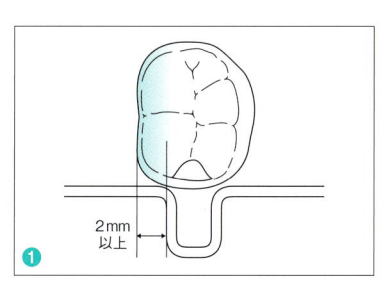

❶ 鉤肩の屈曲
大臼歯や前歯唇側など，鉤肩から隅角までの距離が2mm以上あり，隅角が顕著な場合の屈曲法である．

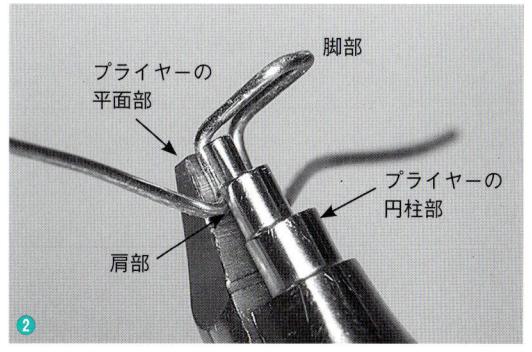

❷ ワイヤー保持の基本形
鉤体部から鉤肩を横方向に屈曲したワイヤーを肩部がプライヤーの支点方向に，脚部が平面部と逆向き（円柱部と同方向）になるように保持する．

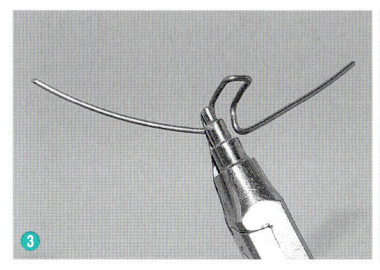

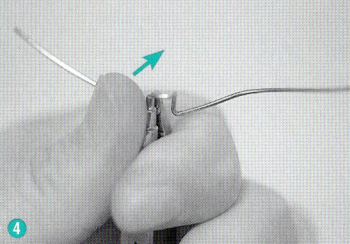

右腕の屈曲
脚部が手前になるように保持する（❸）．示指（人差し指）の第一関節をプライヤーに掛け，ワイヤー保持部の根元を拇指（親指）で強く短時間で押す（❹）．

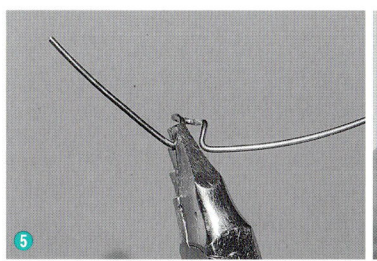

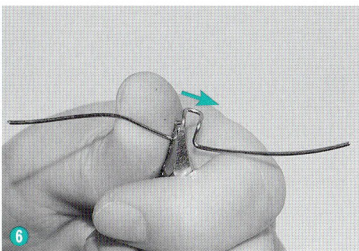

左腕の屈曲
右腕の場合とは逆に，脚部が向こう側になるように保持する（❺）．示指（人差し指）の第一関節と第二関節の間をプライヤーに掛け，ワイヤー保持部の根元を拇指（親指）で強く短時間で押す（❻）．

線鉤

苦手克服！ワイヤー屈曲

■鉤肩の屈曲②

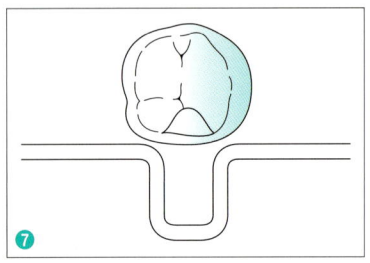

⑦

鉤肩の屈曲
小臼歯や前歯舌側など，鉤肩から隅角までの距離がほとんどなく，隅角が緩やかな場合の屈曲法である．

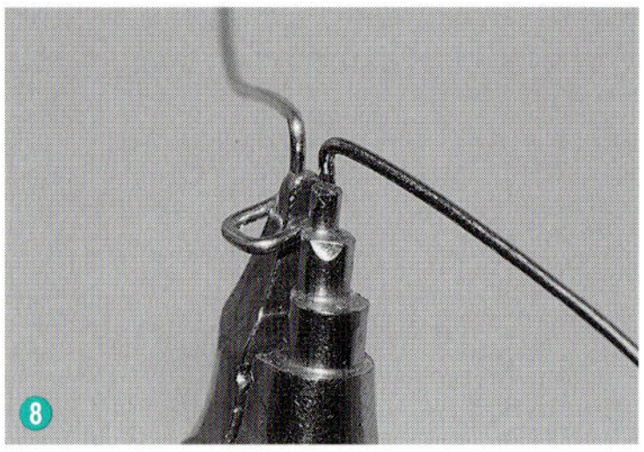

⑧

ワイヤー保持の基本形
鉤体部から鉤肩を横方向に屈曲したワイヤーの曲げたいほうの鉤体部の内側にプライヤーの平面部を合わせ，脚部がプライヤーの支点方向，手前になるように保持する．

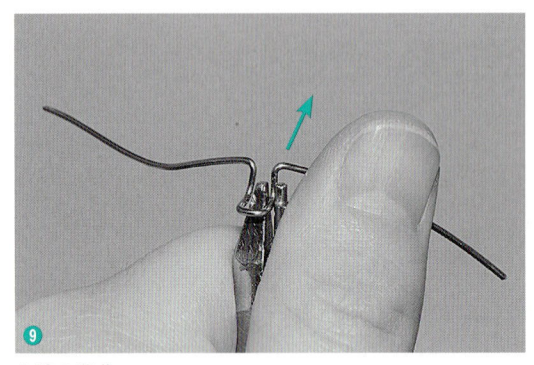

⑨

右腕の屈曲
右鉤体部を保持し，**右腕を拇指（親指）でゆっくり押す．**

⑩

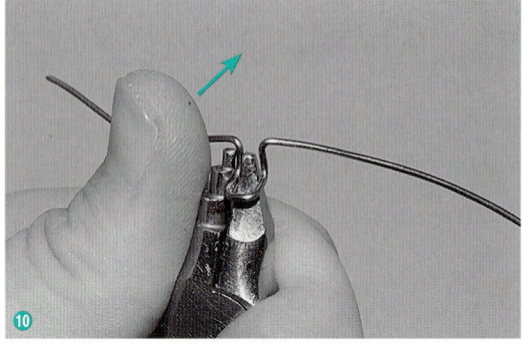

左腕の屈曲
ワイヤーの保持は右腕の屈曲と逆になるが，プライヤーの把持方向は変化させない．**左腕を拇指（親指）でゆっくり押す．**

■不適合部と鉤先部の調整

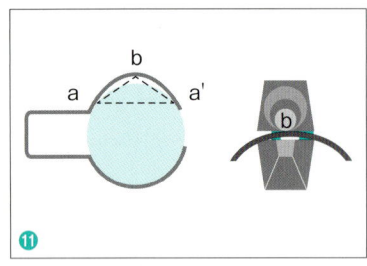

⑪

不適合部の調整
鉤腕の2点が接触し，中央部に空隙が生じた場合．歯面に接触した2点（a，a'）と等距離の点をbとし，プライヤーの平面部を内側に向けて軽く押しつぶすように握るとワイヤーがやや平坦になり，適合するようになる．異なる部位が接触するようになったら，同じ操作を繰り返す．

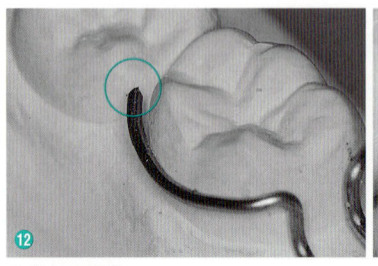

⑫

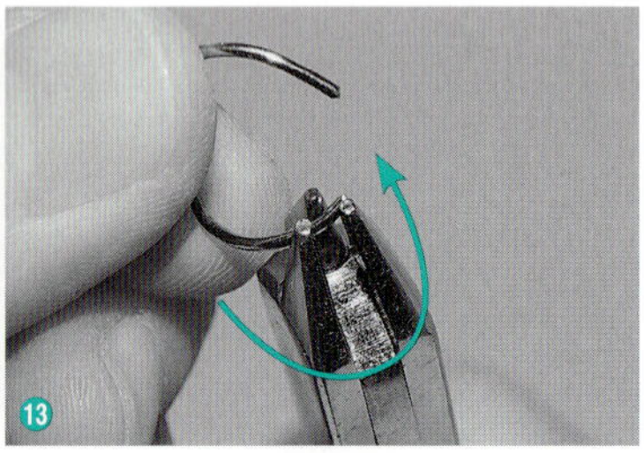

鉤先部の調整
鉤先部の調整を手指で行うことは困難なので，**三叉プライヤー**を用いて行う．三叉プライヤーの先端部で鉤先部を保持し，プライヤーを握ると同時に**曲げたい方向に手首から捻りを加える**と，比較的傷をつけずに屈曲が行える．

⑬

Keywords 線鉤，ワイヤークラスプ，屈曲，プライヤー

（武井正己）

鋳造バー
鋳造バーにパターンワックスを活用しよう

　鋳造バーに使用する金属には，貴金属系合金やコバルトクロム（Co-Cr）合金があります．なかでも最近では，安価で機械的性質が良好なCo-Cr合金が多用されています．

　製作方法は，耐火模型を製作してワックスアップを行う耐火模型法と，パターンワックスを作業用模型上に直接圧接するワックス圧接法（直接法）がありますが，簡便などの理由から，一般的にワックス圧接法が行われています．ここではワックス圧接法の製作手順を説明します．

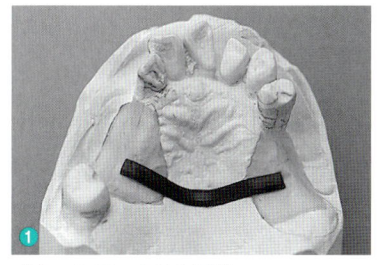

❶ パターンワックスの圧接
作業用模型に外形線を記入し，パラタルバー用のパターンワックスを圧接する．

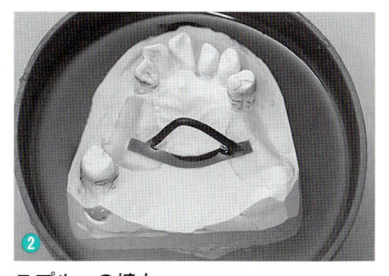

❷ スプルーの植立
スプルーの太さは2.0～2.5mmが適当である．ワックスパターンを撤去する前にスプルーの植立を行うことで，ワックスパターン撤去時の変形が抑制できる．スプルー植立後，作業用模型ごと3～5分間，水中に浸漬することで，模型からワックスパターンの撤去が容易になる．

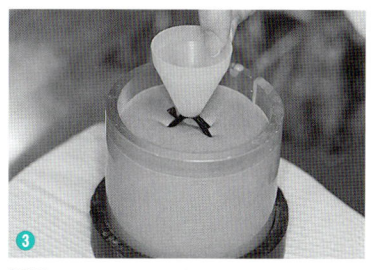

❸ 埋没
通法に従い行う．

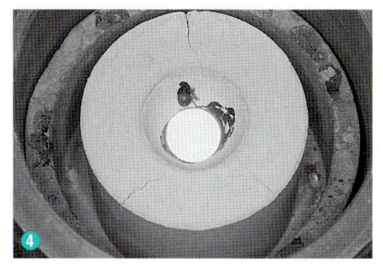

❹ 鋳造
鋳型の加熱後，鋳造を行う．

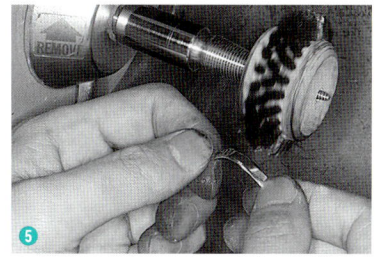

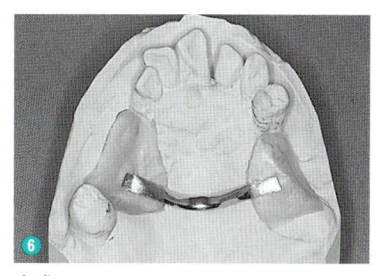

❺ 研磨
鋳造体を掘り出し，スプルーの切断・形態修正を行う．Co-Cr合金は貴金属系合金と比較して硬いため，高速レーズなどを用いてスプルーの切断を行うとよい．また，貴金属系合金の場合には，形態修正後，硬化熱処理を行う必要がある．その後，電解研磨・機械研磨を行う．

❻ 完成
義歯床埋入部の表面を粗糙にし，ディスクなどで維持形態の付与を行い，完成となる．

Keywords 鋳造バー，外形線，パターンワックス，研磨

■参考文献
1）全国歯科技工士教育協議会：歯科技工士教本 有床義歯技工学2 局部床義歯編．医歯薬出版，東京，1990，106～110．

（富田　淳）

屈曲バー
苦手克服！リンガルバー屈曲

　リンガルバーを傾斜した歯槽堤に合わせて屈曲する場合，捻転させながら屈曲させなければなりません．厚さ方向の屈曲と幅方向の屈曲を組み合わせながら行うため，極めて困難な作業であるといえます．シートワックスなどをガイドにする方法がよく行われますが，ここでは，外形線を測定して屈曲する方法を解説します．

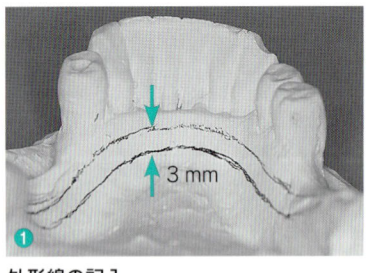

❶ 外形線の記入
リンガルバーの外形線を記入する．幅は3mmとする．

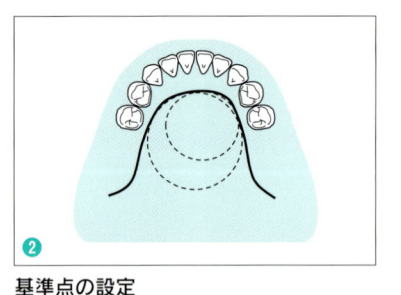

❷ 基準点の設定
基本的には正中を基準とするが，外形線が左右非対称の場合には，円弧の小さいほうを基準点とする．

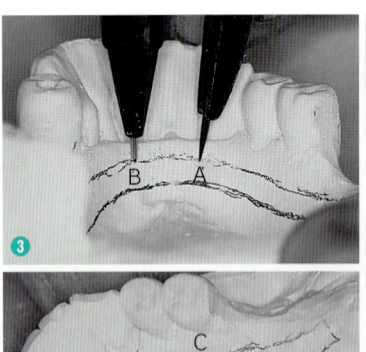

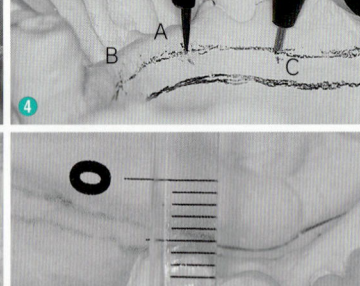

基準点の印記
本症例では 3| を基準点とする．コンパスを用いて，基準点Aから10mmの点Bを印記し（❸），Bと反対側の点Cを印記する（❹）．点B，Cの長さをデバイダーで計測する（18mm，❺）．上下の外形線の見かけの幅を計測する（1.0mm，❻）．各計測値を表から屈曲に必要な円の数値を求める（**表**）．

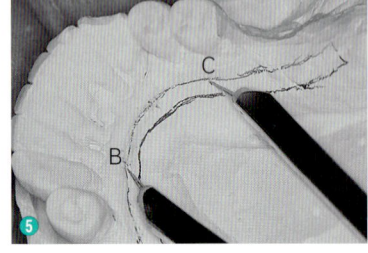

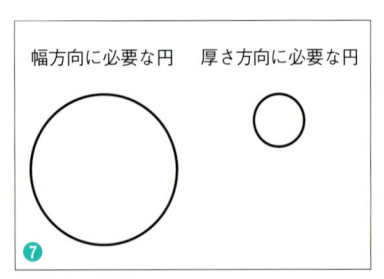

❼ 基準円の描画
幅方向（半径34mm），厚さ方向（半径11.4mm）の屈曲に必要な円を描く．

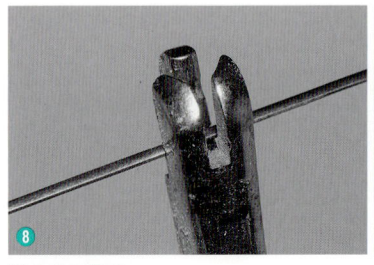

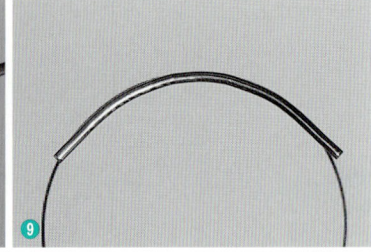

❽ 幅方向の屈曲
バー屈曲鉗子を用いて，描画した幅方向の円に沿って幅（長径）方向の屈曲を行う．

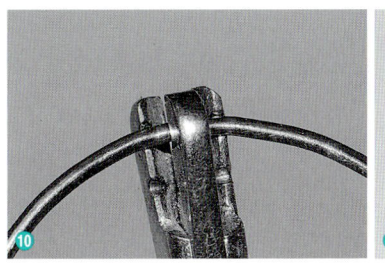

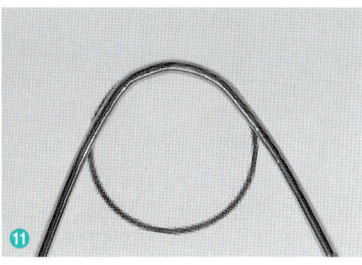

⑩ 厚さ方向の屈曲
幅方向の屈曲が完了したリンガルバーを描画した厚さ（短径）方向の円に合わせ屈曲を行う．

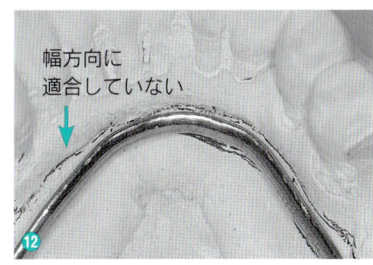

⑫ 模型上の適合確認
作業用模型上で適合状態を確認する．

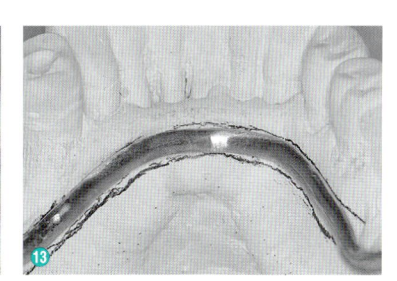

⑬ 屈曲，研磨，完成
細部を調整し，研磨して完成．

表　屈曲に必要な円の半径

| AB, AC の長さ | BC の長さ | リンガルバー外形の見かけの幅 ||||| 厚さ方向に必要な円の半径 |
| | | 0.5 | 1 | 1.5 | 2 | 2.5 | |
		幅方向に必要な円の半径					
10 mm	15	45	22	15	11	9	7.5
	16	50	25	16	12	10	8.3
	17	56	25	18	14	11	9.4
	18	68	34	22	17	13	11.4
	19	96	48	32	24	19	16
15 mm	22	66	33	22	16	13	11
	23	40	35	23	17	14	11.5
	24	75	37	25	18	15	12.5
	25	81	40	27	20	16	13.5
	26	90	45	30	22	18	15
	27	103	51	34	25	20	17
	28	125	62	41	31	25	20.5
	29	175	87	58	43	35	29

Keywords リンガルバー，外形線，屈曲

■**参考文献**
1）武井正己ほか：外形線の数値化を応用したリンガルバー屈曲法．QDT，23(2)：235〜241，1998．

（武井正己）

連結装置の溶接
レーザー溶接で技工が変わる！

　レーザー溶接を利用した技工操作は短時間で行えるため，日常の臨床技工のなかでは連結装置の溶接や義歯などの修理に有効です．

　維持装置製作時の大連結子と小連結子の接合部形態やレーザー溶接に適した形態，レーザー溶接の手順について紹介します．

■維持装置の溶接

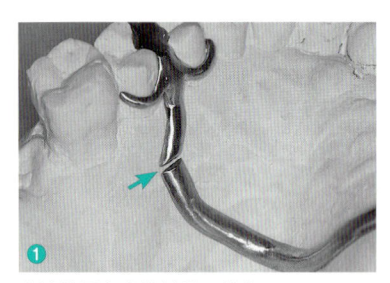

❶ 大連結子と小連結子の接合

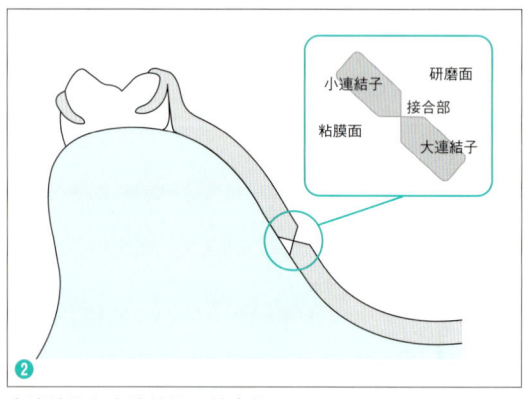

❷ 大連結子と小連結子の接合部
❶の接合部（矢印）の模式図．大連結子と小連結子の接合面は，バットジョイントの接合部を最小限にすることが望ましい．

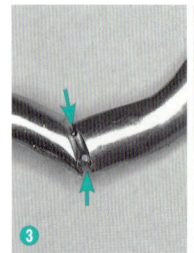

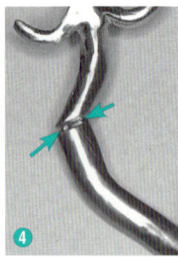

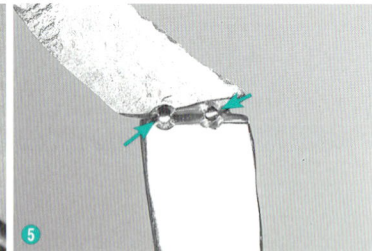

❸❹❺ 仮固定
使用金属は12％金銀パラジウム合金．接合部の研磨面側からレーザーで両端（矢印）を仮固定する（❸，❹）．研磨面側同様，粘膜面側からも両端2カ所をレーザー溶接し，変形していないかを確認する（❺）．

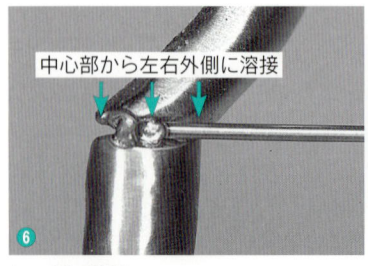

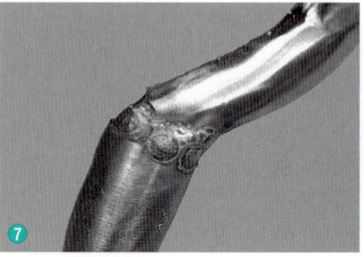

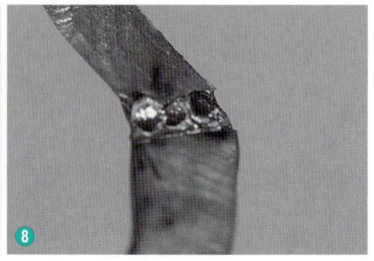

❻❼❽ レーザー溶接
粘膜面側の仮固定後，研磨面側の溶接部の間に溶接用金属を挟み，不足部分に中心部から左右外側に溶接用金属を溶かすようにしてレーザー溶接する（❻）．研磨面側からレーザー溶接を最小限行い（❼），同様に粘膜面側もレーザー溶接し（❽），通法に従い仕上げ研磨を行う．

■レストなし線鉤の溶接

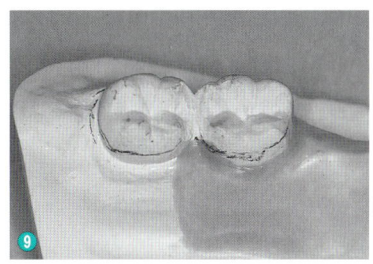

❾

リリーフ
着脱方向や支台歯のアンダーカット量などを確認し，脚部にリリーフを行う．

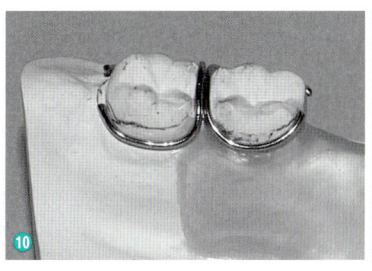

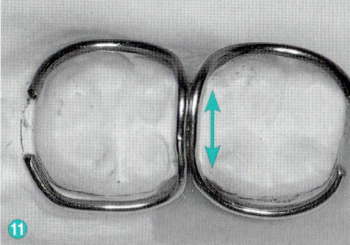

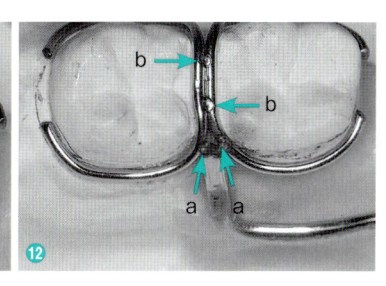

❿ **⓫** **⓬**

鉤腕の屈曲
双子鉤の鉤腕を屈曲する（❿）．2つのワイヤーが鉤体部分で広く接触するように屈曲することがポイントである（⓫）．脚を屈曲して，両鉤体に接触するように脚部を矢印のように形態修正後，脚部2カ所（a），鉤体部両端2カ所（b）をレーザー溶接する（⓬）．

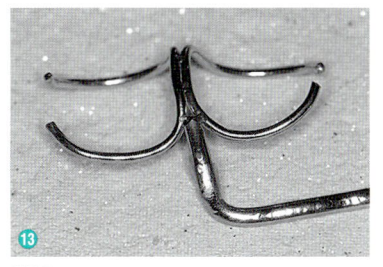

⓭ **⓮** **⓯**

鑞付け
レーザー溶接した状態から，ブローパイプで鑞材を少量流す．

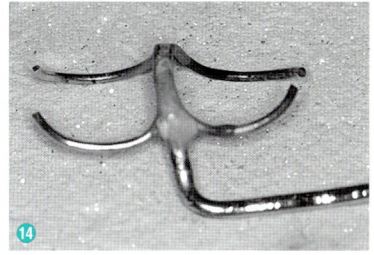

鑞材を流した状態
埋没材を必要としないので，加熱しすぎないようにすること．鑞材を多く流すと形態修正や適合にも関与するので，少量で十分である．

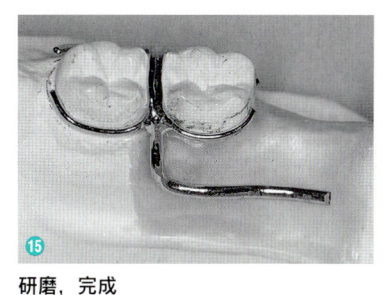

研磨，完成
支台歯と鉤体内面の早期接触がないように確認することが重要である．

Keywords レーザー溶接

■参考文献

1) 小出 馨，星 久雄編：歯科技工別冊／クリニカル・クラスプデンチャー．医歯薬出版，東京，2004．
2) 日本歯科技工学会編：歯科技工学用語集．医歯薬出版，東京，2011．

（齋藤勝紀）

部分床義歯の排列
人工歯を上手に加工しよう

■前歯部

人工歯の選択は，残存歯を手掛かりに行います．前歯部は大きさや色はもちろん，形態も類似させなくてはならないため，モールドガイドを使用して選択します．患者さんの個性に調和させる場合もあるため，人工歯の形態修正を行うこともあります．

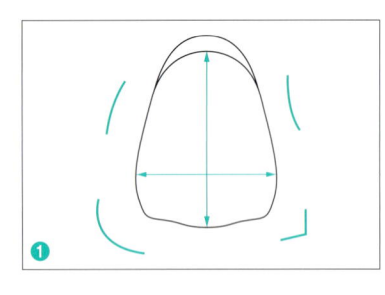

❶

人工歯
歯冠長と幅径を後から増やすことはできないので，人工歯の選択は慎重に行う．切縁の咬耗状態やラインアングルなどは，形態修整を行い，残存歯の形態に合わせていく．

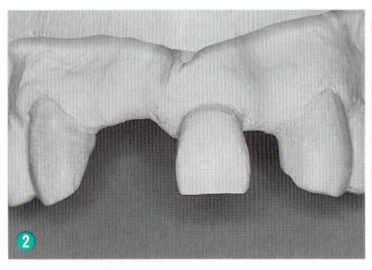

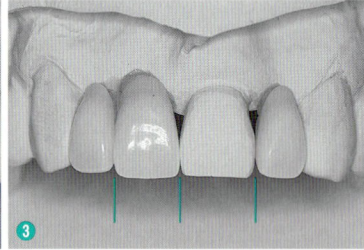

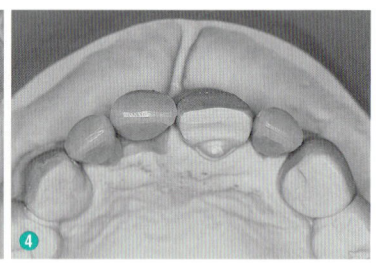

❷ ❸ ❹

人工歯の選択ミス
欠損部の幅径に合わせて人工歯を選択すると，中切歯の幅径が合わずに残存歯と調和しない（❷〜❹）．

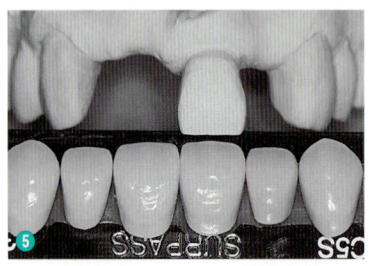

❺

人工歯の選択
模型と人工歯の切縁を合わせると，幅径がわかりやすい（❺）．

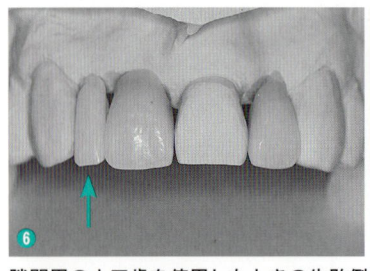

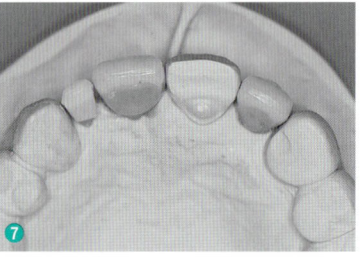

❻ ❼

隙間用の人工歯を使用したときの失敗例
残存している中切歯と人工歯の中切歯の幅径を合わせても，側切歯部に隙間用の人工歯を入れてしまうと審美性を失う．

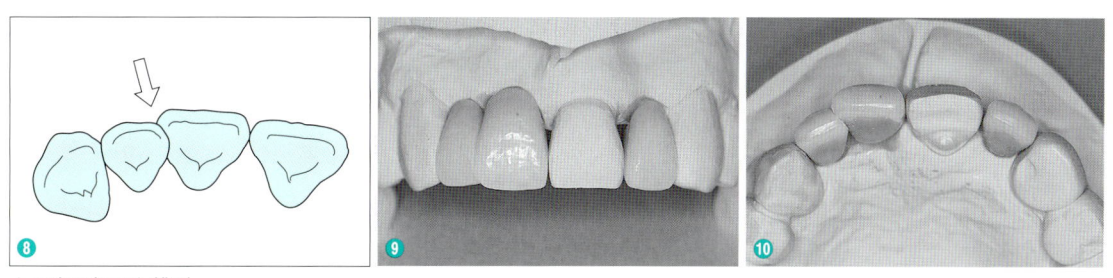

人工歯の加工と排列
中切歯と側切歯が重なるように人工歯を加工する（❽）．**中切歯と側切歯を少しずつ重ねるように排列**すると，残存歯と調和する（❾，❿）．

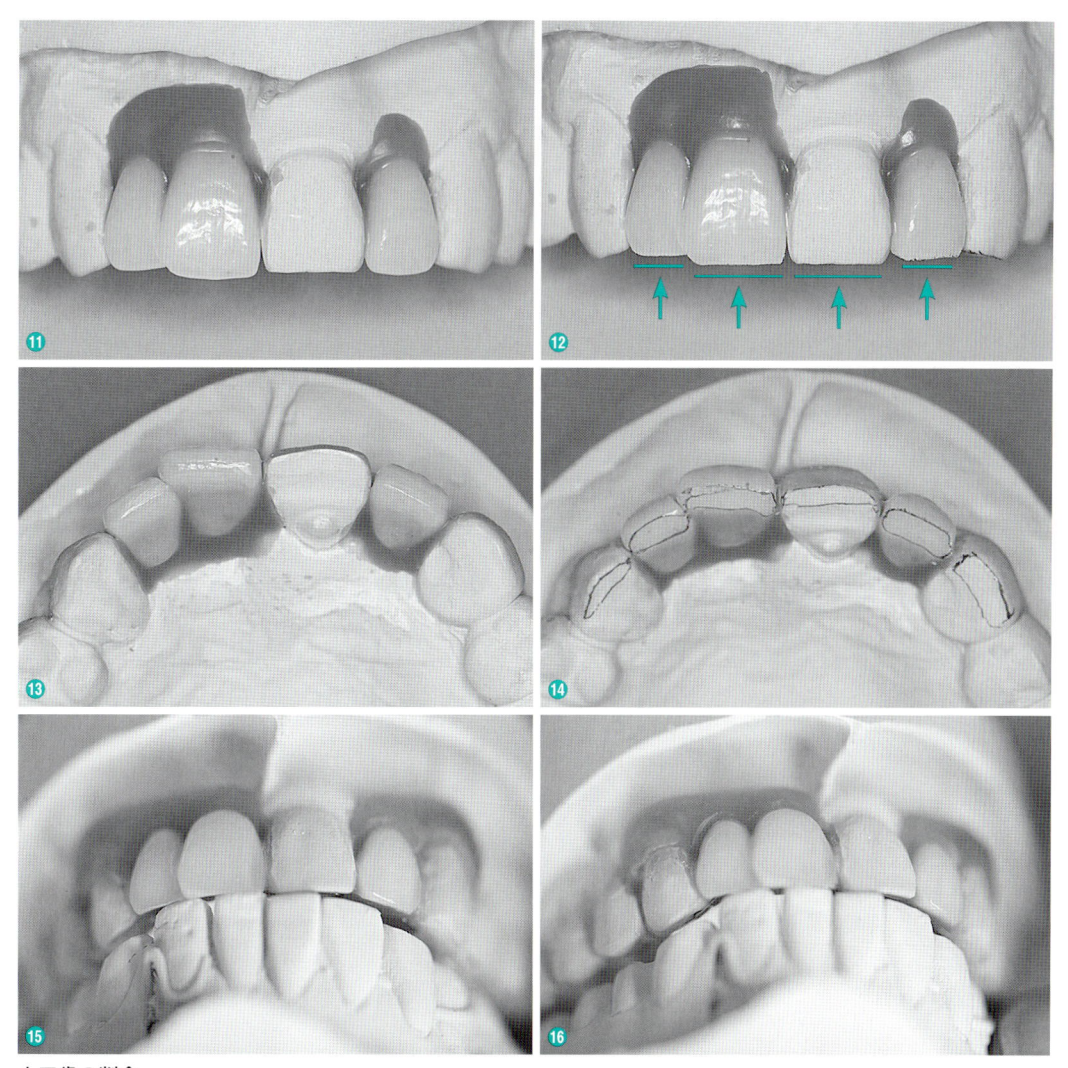

人工歯の削合
歯肉形成後，**切縁を残存歯に合わせて削合する**（⓫，⓬）．咬耗状態を観察しながら削合する（⓭，⓮）．前方・側方運動を行い，人工歯にも残存歯と同じ咬耗状態を再現する（⓯，⓰）．

部分床義歯の排列
人工歯を上手に加工しよう

■臼歯部

　臼歯部は咬合関係が重要になるので，頬舌径を重視して人工歯の選択を行います．欠損部の近遠心径によっては，歯数を増減させて調整します．

　中間歯欠損の臼歯部は，欠損側からクラスプがかかるため，人工歯よりも小さなスペースが開いてしまうときは，隙間用の人工歯を使用します．

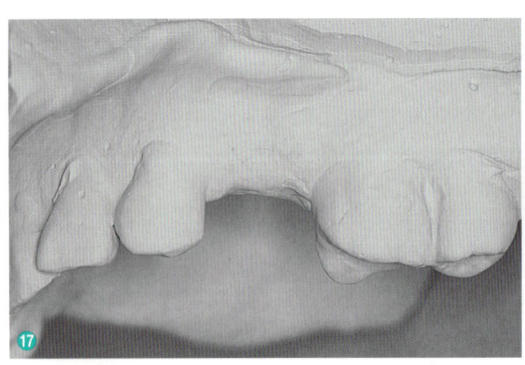

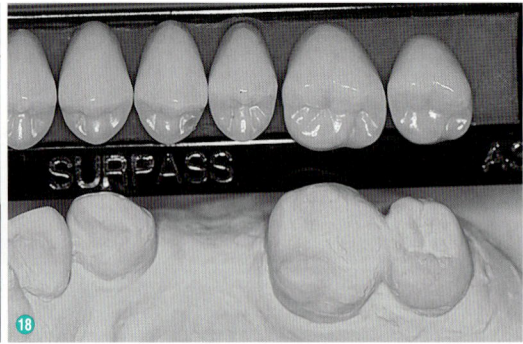

❶ ❷
人工歯の選択
残存歯と頬舌径を合わせる．

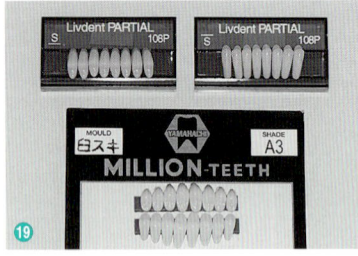

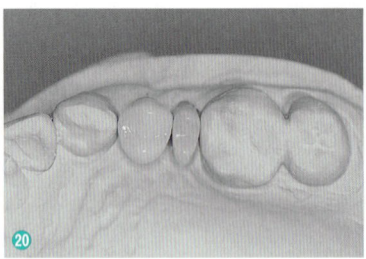

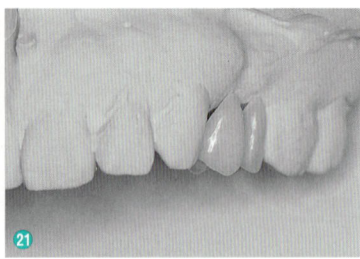

❸ ❹ ❺
隙間用の人工歯
隙間用の人工歯は審美性が劣るため，**後方に排列する**．

Keywords 人工歯の加工，人工歯の削合，前歯部人工歯排列，臼歯部人工歯排列，残存歯との関係

（竹井　潤）

床の破折
同じ部位から破折しないために

　義歯と粘膜面との不適合やレジンの疲労，レジン内部の気泡などによって，義歯床が破折することがあります．一般的なレジン床義歯を対象とした義歯床の修理法を説明します．

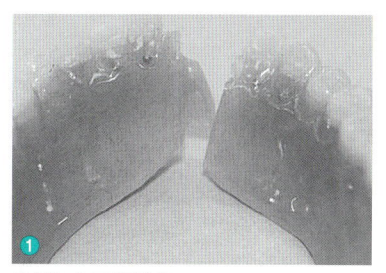

① 破折した下顎義歯
破折面の汚れを取り除く．このときに，ほかの部分にもひびなどが入っていないか確認するとよい．

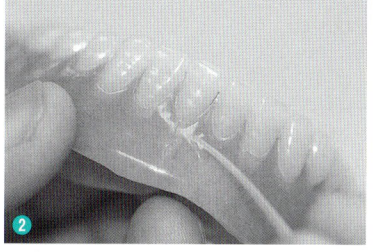

② 固定
床が正確に戻ることを確認して接着剤で固定する．一人が義歯を支え，もう一人が接着剤を流すようにすると位置がくるいづらい．歯科医師によって，口腔内でスティッキーワックスなどを用いて破折した義歯が固定されている場合は，そのまま次の操作を行う．

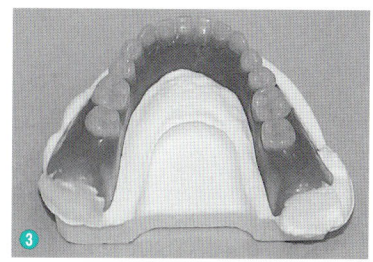

③ 粘膜面コアの採得
義歯床内面に石膏分離剤を塗布し，粘膜面のコアを採る．完全に硬化したことを確認する（取り込み印象が行われ，作業用模型がある場合は，この作業は不要である）．

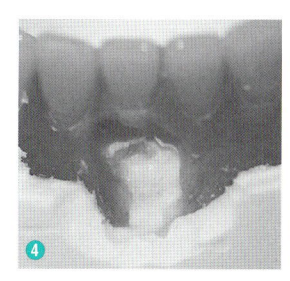

④ 破折面の削除
破折面を研磨面から粘膜面までカーバイドバーなどを用いて除去する．このとき，義歯床と修理部に追加するレジンの接着を強固にするために，**破折面よりも3〜5mm程度広く削除する**．

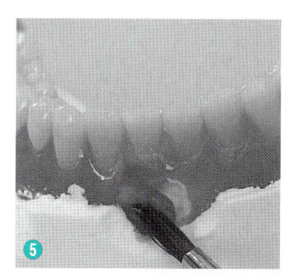

⑤ レジンの築盛
筆積み法で常温重合レジンを築盛し，硬化させる．

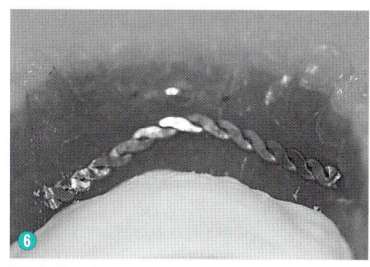

⑥⑦ 補強線の埋入
場合によっては，舌側部に補強線を埋入して強度の増加を図る（⑥）．破折部と同様に常温重合をレジンを築盛する（⑦）．

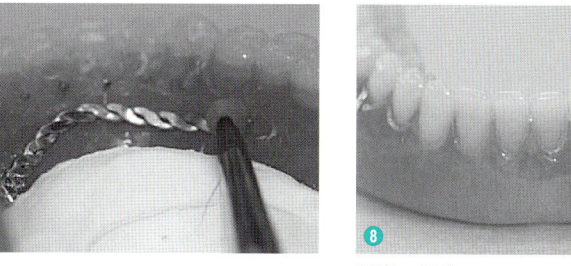

⑧ 研磨，完成
義歯床と顎堤粘膜との再適合のため，口腔内でリラインなどの操作を歯科医師が行うこともある．

Keywords 床の破折，粘膜面コア，取り込み印象，常温重合レジン，補強線

■参考文献
1) 全国歯科技工士教育協議会編：新歯科技工士教本　有床義歯技工学．医歯薬出版，東京，2007，247〜253．

（市川　基）

支台装置の破折
支台装置は再製作しよう

部分床義歯の長期使用による金属疲労や技工操作上の不具合（鉤体部の金属の強度不足や鋳造欠陥）などにより，支台装置が破折することがあります．このような場合，支台装置のみを再製作し，使用中の義歯に埋入して用いることがよくあります．

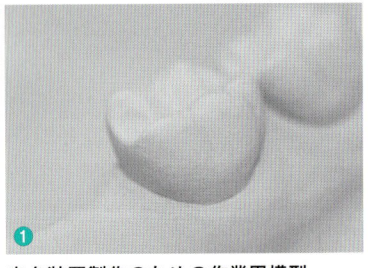

① 支台装置製作のための作業用模型
取り込み印象から製作した作業用模型．印象採得時の気泡による突起などは除去しておく．

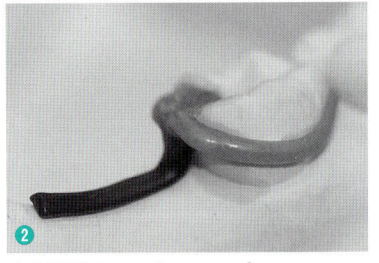

② 支台装置のワックスアップ
特に破折した部分の強度を考慮する必要がある．

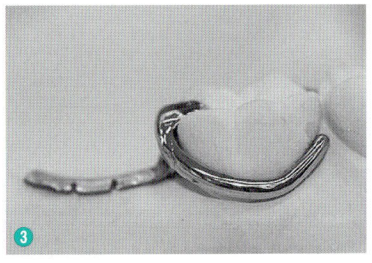

③ 支台装置の鋳造，研磨，完成

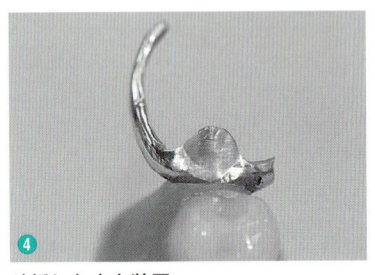

④ 破折した支台装置
支台装置の破折は，特に鉤体部付近で起こることが多い．

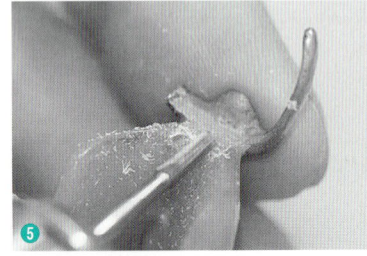

⑤ 支台装置の撤去
カーバイドバーなどを用いて，破折した支台装置を義歯床から撤去する．アップライト部→鉤脚部の順番で，破折した支台装置を覆っているレジンを除去していく．

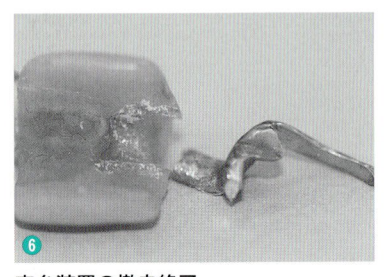

⑥ 支台装置の撤去終了
アップライト部と鉤脚部のレジン部は，新規に製作される支台装置のレジンに適合しやすくなるように，レジンをやや広めに除去しておく．

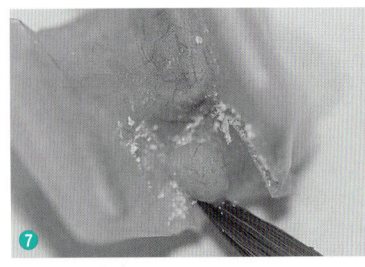

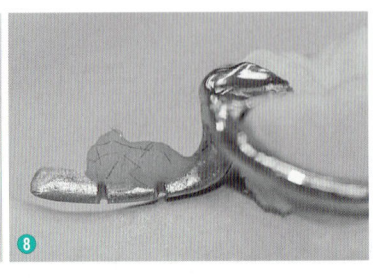

⑦ レジンの築盛
破折した支台装置を取り除いた義歯の粘膜部（⑦）と新しく製作された支台装置の鉤脚部（⑧）それぞれに常温重合レジンを盛り上げ，支台装置と義歯を連結する（歯科医師によって口腔内で支台装置と義歯床が連結されることが多い）．

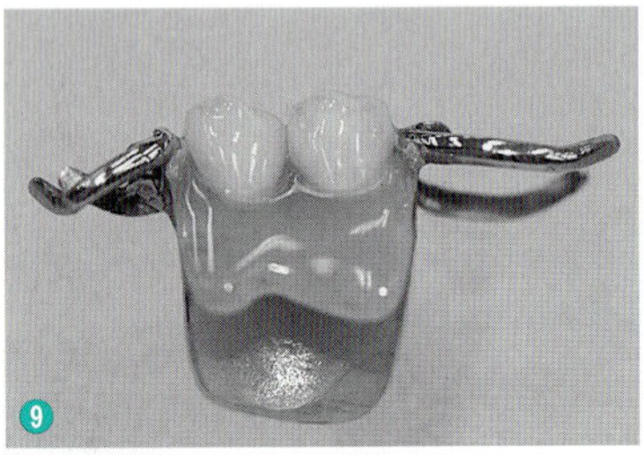

⑨ 研磨，完成
歯科技工士あるいは歯科医師が形態修正，研磨を行い，義歯を完成させる（⑨）．

Keywords 支台装置の破折

■参考文献
1) 全国歯科技工士教育協議会編：新歯科技工士教本　有床義歯技工学．医歯薬出版，東京，2007，247～253．

（市川　基）

義歯の増歯
簡便に増歯しよう

部分床義歯として使用していた義歯において，支台歯や残存歯が欠損した場合，その欠損部の修復としてそれまで使用してきた義歯に対して増歯（人工歯の追加）を行うことで，新たに義歯を製作することなく，これまでの義歯を使用することがあります．この方法を使うことで，患者さんが使い慣れた義歯を使用することができます．

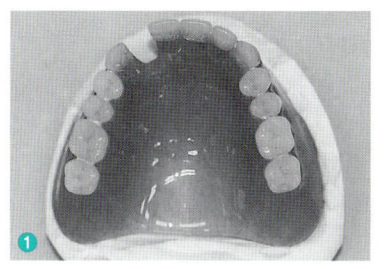

❶ 作業用模型
取り込み印象に石膏注入を行い完成した作業用模型（石膏注入時には，義歯床内面に分離剤を塗布する）．

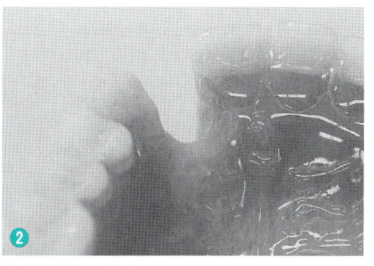

❷ 支台装置の撤去
残存歯が抜去された後に，新たに追加するレジンとの接着を良好にするため，レジン築盛を行う周囲のレジンの新鮮面を出した状態（支台装置が付いていた場合は支台装置も除去する）．

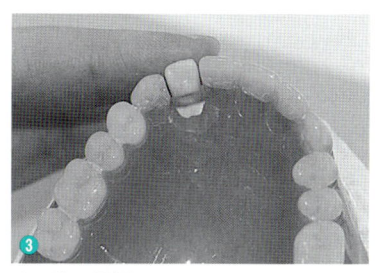

❸ 人工歯の選択
歯科医師により義歯の観察が行われ形態・大きさや色調と調和する人工歯が選択される．この人工歯を欠損部に適合するように調整する．

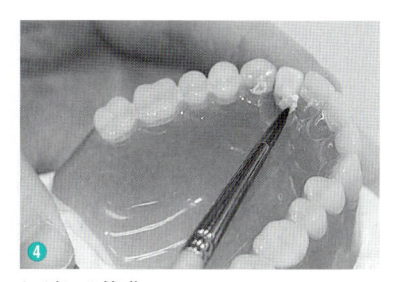

❹ レジンの築盛
調整の終わった人工歯の位置がくるわないように，筆積み法で常温重合レジンを築盛し，硬化させる．増歯する歯が多いときは，唇側面コアを製作するとレジンの築盛を容易に行える．

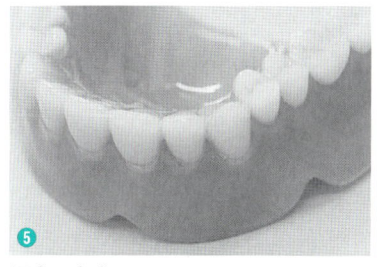

❺ 研磨，完成
レジンの硬化後，研磨を行う．場合によっては咬合器上で咬合調整を行ったり，歯科医師が直接口腔内で咬合調整を行う．

Keywords 増歯，人工歯の調整，レジンの築盛

■参考文献
1) 全国歯科技工士教育協議会編：新歯科技工士教本　有床義歯技工学．医歯薬出版，東京，2007，247〜253．

（市川　基）

リベース・リライン
見落としがちな顎堤のアンダーカットに注意！

　義歯のリベースやリラインを行う際に咬座印象した義歯の粘膜面などのアンダーカットが大きい場合，石膏を注入して印象から外すときに，アンダーカットによって石膏が破損してしまうことがあります．印象材に石膏を注入する前に粘膜面のアンダーカットの処理をシリコーン印象材で行うことで，アンダーカット部が破損しない作業用模型が製作できます．

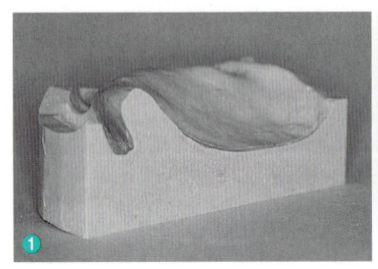

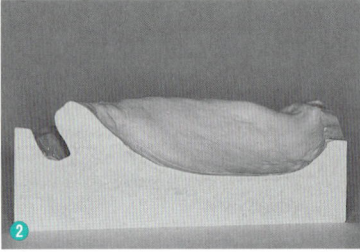

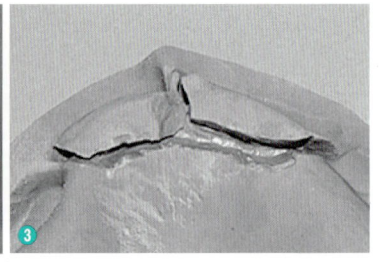

作業用模型
口腔前庭のアンダーカットが大きい症例（❶，❷）．通法に従って石膏を注入して，印象から外す際に石膏が破損した作業用模型（❸）．咬座印象から作業用模型を取り外すときに，切歯乳頭付近から口腔前庭にかけて破損した．

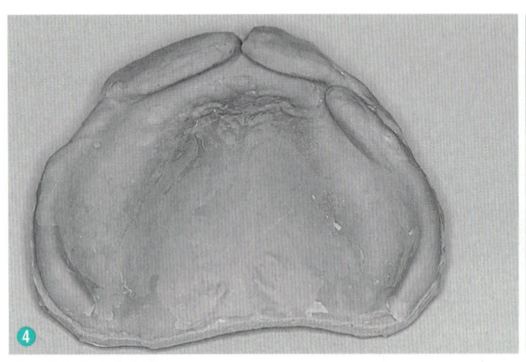

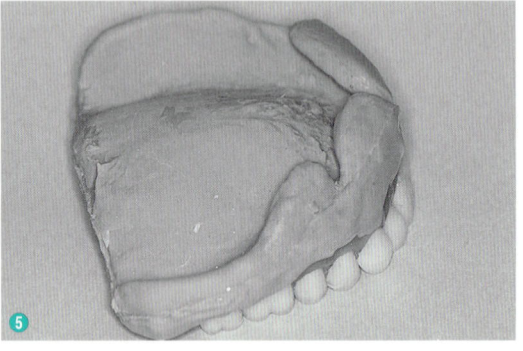

義歯粘膜面の確認
リラインするために義歯を用いて咬座印象を行った義歯は，作業用模型の製作前に粘膜面のアンダーカットの大きさを確認して，シリコーンの挿入部位を決定する．

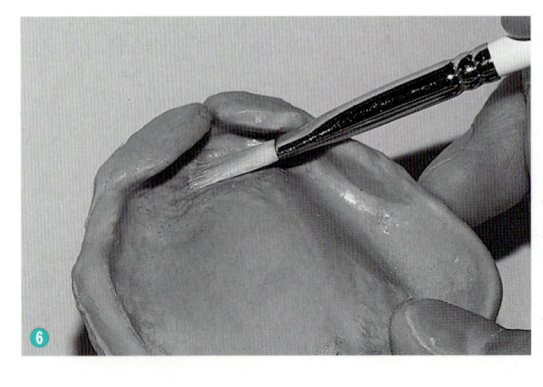

分離剤の塗布
義歯粘膜面にワセリンを均一に薄く塗布する．アンダーカットに挿入する付加重合型ビニルシリコーン印象材と咬座印象用印象材との分離剤となる．その後，義歯粘膜面のアンダーカットにシリコーンを挿入する．

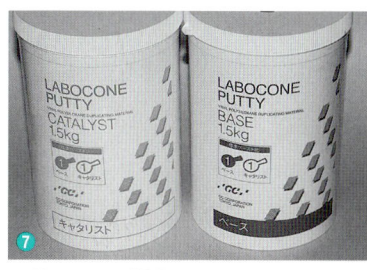

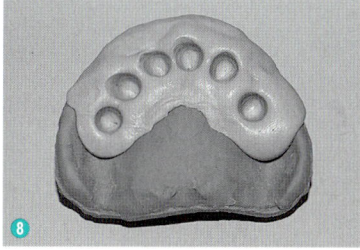

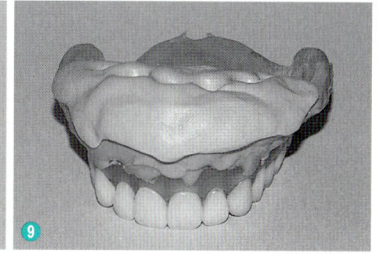

シリコーンの挿入

シリコーン（ラボコーンパテ，ジーシー，❼）を適量練和し，気泡が入らないように義歯粘膜面のアンダーカットに挿入する．挿入したシリコーンが硬化する前に，注入する石膏がシリコーンと接合するために，しっかりとアンダーカットを付与する（❽，❾）．また，シリコーンには，作業用模型から外れない厚みをもたせる．このケースでは口蓋部まで注入した．

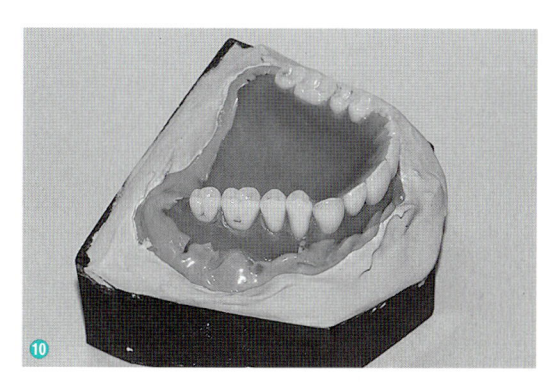

石膏の注入

シリコーンを挿入したまま，通法に従いボクシング，続いて石膏注入を行い，余分な石膏を取り除く．表面活性剤は，シリコーンを挿入した部分には付着させないように注意する．

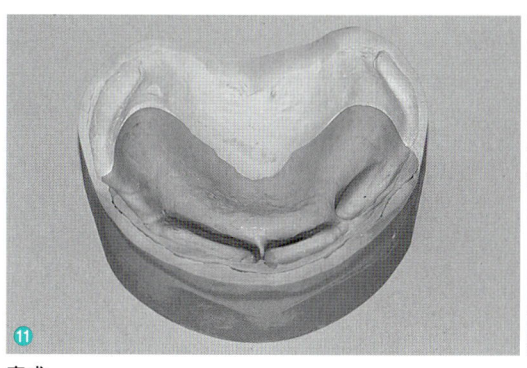

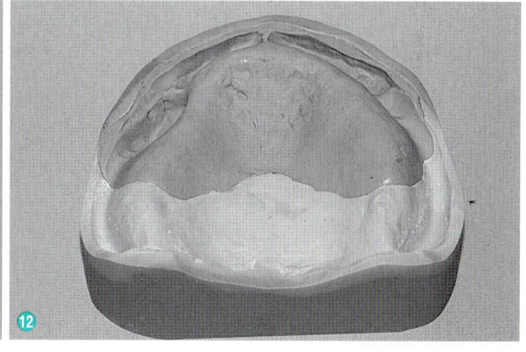

完成

石膏硬化後に印象材を外し，作業用模型辺縁付近を調整した状態．良好な作業用模型を製作できた．

Keywords リベース，リライン，シリコーン印象材，アンダーカット

■参考文献

1) 佐藤幸司，石川功和，生田竜平：初心者のための総義歯製作法．クインテッセンス出版，東京，1999．
2) 日本歯科技工学会編：歯科技工学用語集．医歯薬出版，東京，2011．

（齋藤勝紀）

2章 歯冠修復技工

歯冠修復の個人トレー
模型の精度は個人トレーから

　トレーには，①既製トレー，②個人トレー，③個歯トレーがあり，材質は金属や常温重合レジン，合成樹脂などが用いられます．通常の臨床においては，数種の大きさの既製トレーを患者さんの歯列におおよその大きさを合わせて選択し，印象採得を行います．しかしながら，この方法ではトレーと歯列の間に生じる印象材のスペースに部分的な差が生じ，印象材の厚みが不均一となるため，印象の寸法が変化してしまいます．そのため，**患者さんの歯列の大きさや形状に合わせた個人トレーを製作し，印象採得時に用いることで，印象の変形を防ぎ，寸法精度を向上させることができます**．また，歯間隙など細部に印象材が流れ込むための圧力を十分にかけることも可能となります．個人トレーは，主として寸法精度が要求される作業用模型製作時に，ゴム質印象材と組み合わせて用いられます．さらに，**個歯トレー**と併用して用いることで，支台歯の印象精度を向上させることが可能となります．

■個人トレーの製作

　常温重合レジンを用いた個人トレーは，以下のステップで製作されます．

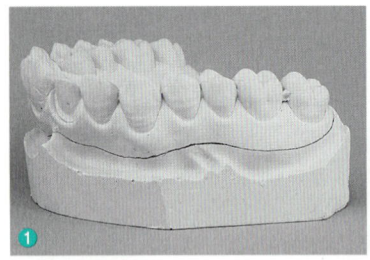

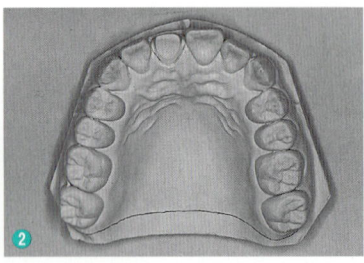

❶ ❷ ❸

外形線の設定
支台歯や両隣在歯を含む歯列と欠損部の顎堤および歯槽部の状態が正確に再現されている必要がある．また，模型の破折や変形が生じない厚みの確保，作業用模型製作の操作性を考慮すると，**外形線は歯肉唇頰移行部より数 mm 歯列側に設定される**（❶）．口蓋後縁部は長くなりすぎないようにする（❷）．

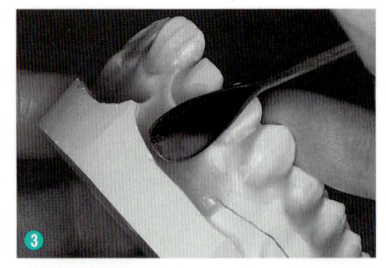

ブロックアウト（アンダーカットの修正）
歯頸部や歯肉唇頰移行部には，トレーの着脱の際のアンダーカットが生じる場合がある．トレー着脱の妨げになるだけではなく，トレーの変形の原因となるため，パラフィンワックスなどを用いて埋める必要がある．

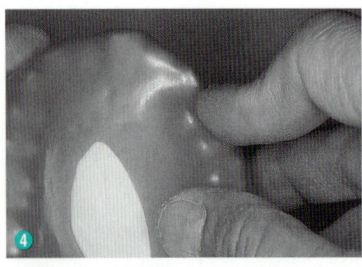

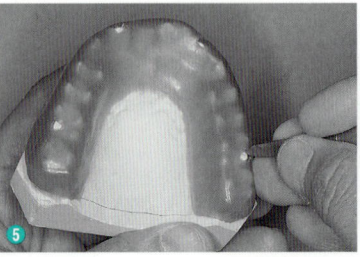

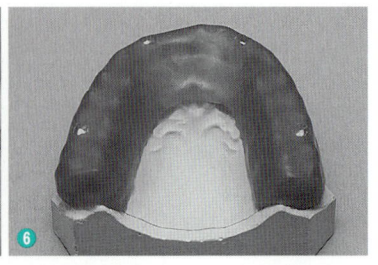

❹ ❺ ❻

スペーサーの設置
印象材の厚みを均一にするために，軟化させたパラフィンワックスを**歯列に 1 枚圧接**する（❹）．パラフィンワックスは歯列全体を覆い，**歯槽部に向かい 3 〜 5 mm のところでカット**する．また，口腔内印象時のトレーの沈み込みを考慮して，トレーが正しい位置になるようにトレーの内面に**ストッパーを付与**するため，支台歯以外の部分に，パラフィンワックス上に彫刻刀で小孔を開ける（❺）．

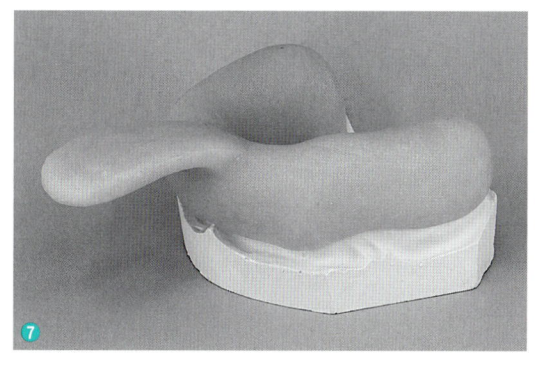

レジンの成形，形態修正，研磨，完成
常温重合レジンを気泡を入れずに混和し，ストッパー部分に圧入後，2 mm の均一な厚みになるように延ばしながら模型上に圧接し，辺縁部は外形線に合わせてカットする．その後，**口唇の位置や動き，下顎では舌の運動の妨げにならない方向**に，また，握りやすさにも配慮した形状のハンドル（柄）を付与する．
レジンの硬化後に模型から取り外し，辺縁の余剰部をカーバイドバーなどで形態修正する．口腔内で粘膜を傷つけないように**鋭利な部分を除去し，丸みを与える**．その後，ペーパーコーンで研磨して完成．

❼

■個歯トレーの製作

　個歯トレーとは，支台歯または窩洞の印象採得時に用いる1歯単位のトレーです．1歯単位で用いられるため，支台歯辺縁の歯肉縁下にまで印象材をいきわたらせることができます．また，隣在歯のアンダーカットの影響を受けないので，印象の変形が少なくなります．個歯トレーも個人トレーと同様に，常温重合レジンで製作されます．

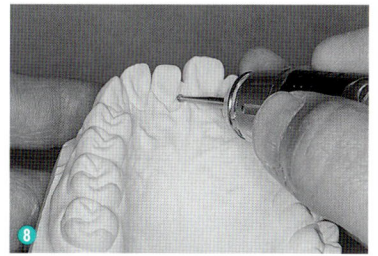

❽
模型辺縁のトリミング
歯型辺縁付近の歯肉部石膏をラウンドバーやナイフで削除する．

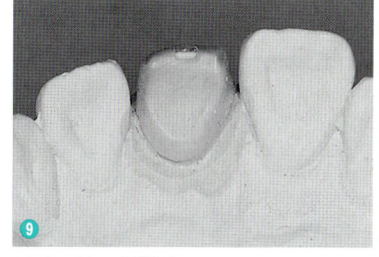

❾
スペーサーの設置
印象材の厚みを均一にするため，シートワックスを1枚圧接し，先端部にストッパーを設置する．

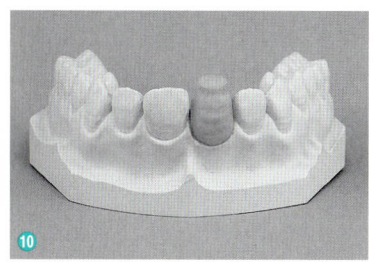

❿
レジンの成形，形態修正，研磨，完成
常温重合レジンを筆積み法で 2 mm 程度の厚さに成形する．辺縁が薄くなるように形態修正し，ペーパーコーンで研磨後，印象材中での保持機構を付与する．

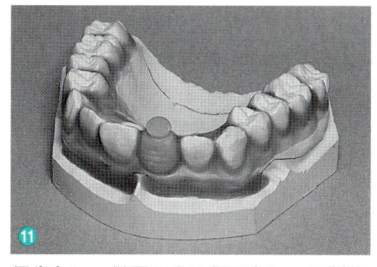

⓫
個歯トレー併用による個人トレーの製作
個歯トレーを模型に装着した状態でブロックアウトを行う．

Key words 外形線，ブロックアウト，スペーサー，ハンドル（柄），個人トレー，個歯トレー

（竹井利香）

印象の取り扱い
精密な模型は歯科技工の基本！

　印象への石膏注入は，模型の精度を左右する大切な作業です．また，石膏の注入方法，注入後の放置の仕方によっては，模型が変形して製作する補綴物の精度に影響を及ぼします．

■石膏注入前の準備・確認事項
①石膏注入前に印象の状態をよく確認する．
　・マージンを再現できているか？
　・トレーが歯に当たって露出していないか？
　・印象材がトレーから外れていないか？
　・血液が付着していないか？

②注入する石膏の重量，混液比を正確に計測する．

■アルジネート印象への石膏注入（上顎）

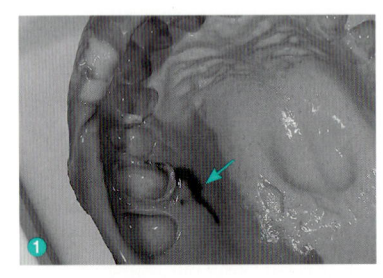

血液が付着した印象
印象面に血液が付着していると石膏の面あれを起こし，精度のよい模型が得られない．また，感染予防の意味からも流水で十分に洗浄する必要がある．しかし，印象材に血液が入り込み，水洗しても洗浄できないケースがある．その場合，そのまま石膏を注入すると，血液が石膏に転写されてしまうので，再印象を依頼する．

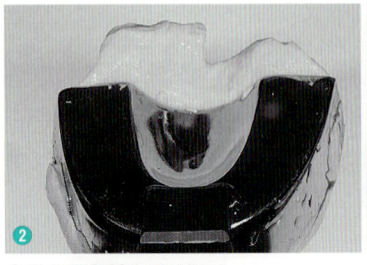

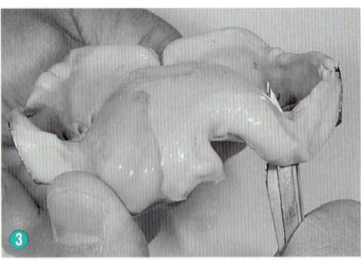

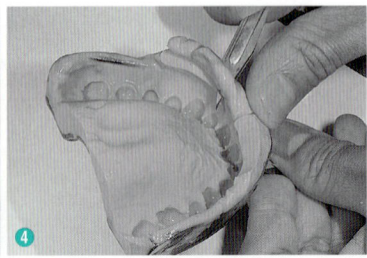

余分な印象材の切り取り
上顎の口蓋後縁など，トレーから印象材がはみ出したまま石膏を注入すると，**石膏の重みで印象材が変形するので**，注入前に余剰部分は切り取る．

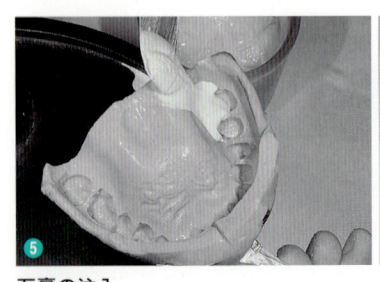

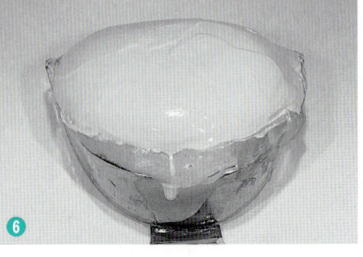

石膏の注入
石膏は一方向から流していき，トレーからはみ出さないように盛り上げる．

■アルジネート印象への石膏注入（下顎）

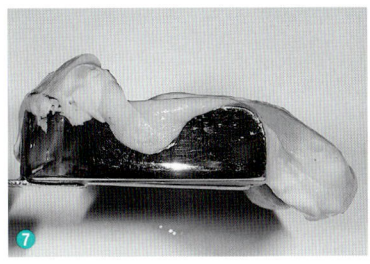

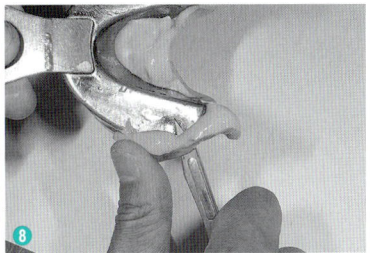

❼❽ 余分な印象材の切り取り
下顎は，トレーからはみ出している部分に臼後結節などの印象がとれている場合がある．解剖学的ランドマークを確認しながら切り取る．

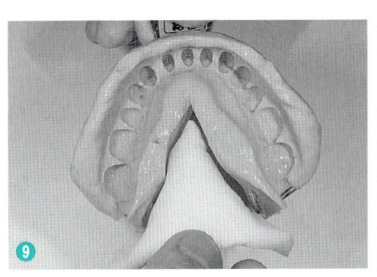

❾ ティッシュペーパーを舌側部にあてがう
下顎は舌側に石膏がはみ出してしまうと，トレーから模型が外しにくくなり破損の原因となる．その対策として，水分を含ませ折りたたんだティッシュペーパーを舌側部にあてがい，石膏をはみ出させないようにする．なお，水分を含ませたティッシュペーパーを使用するのは，石膏の混水比に影響を与えないためである．

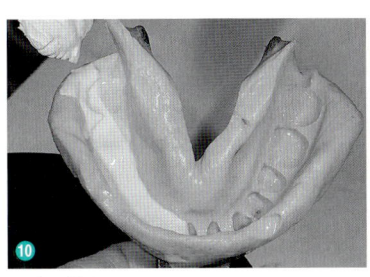

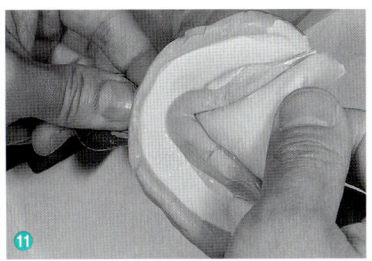

❿⓫ 石膏の注入
歯冠部に石膏を流し終えたら，舌側部にティッシュペーパーをあてがう．

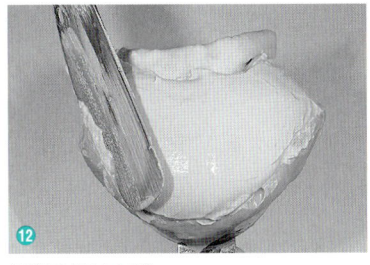

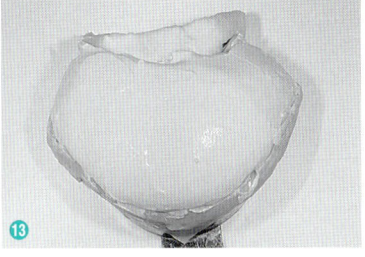

⓬⓭ 石膏の盛り上げ
ティッシュペーパーの上に石膏を盛り上げる．

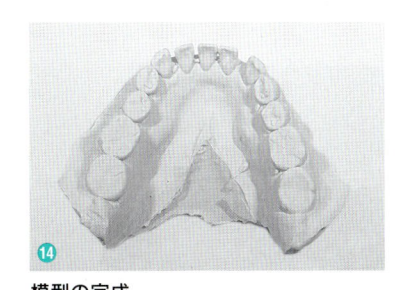

⓮ 模型の完成
ティッシュペーパーを外し，完成した模型．

49

■石膏注入後の印象の取り扱い

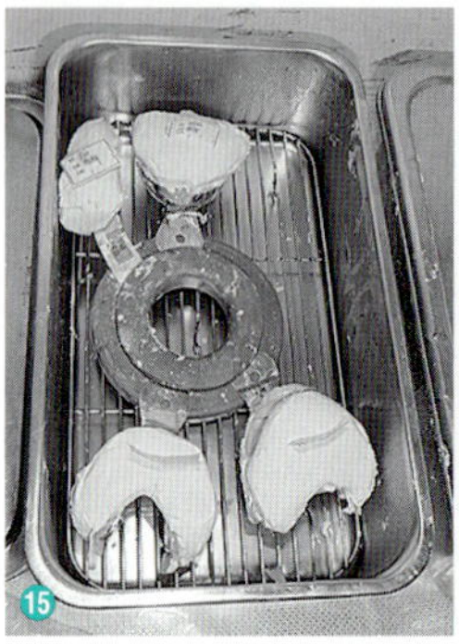

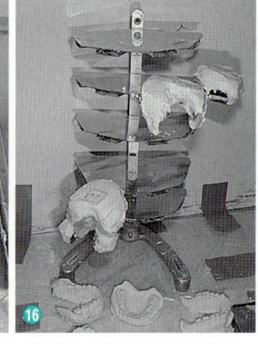

印象の保管法のよい例，悪い例
アルジネート印象は湿箱中に保管するのが原則である（⑮）．大気中に放置してアルジネート印象が乾燥してしまうと，模型の精度が悪くなるばかりか，硬くなった印象材によって，外すときに模型が欠けてしまう（⑯）．

■シリコーン印象への石膏注入

シリコーン印象への石膏注入の際の注意点
付加型のシリコーン印象材は硬化反応時に水素ガスが発生するので，最低1時間は印象を放置してから石膏を注入する．

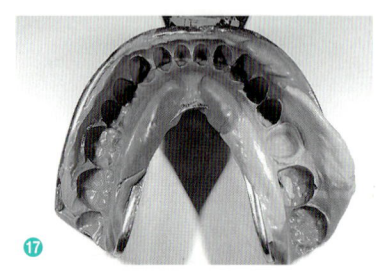

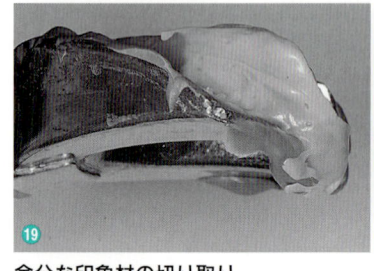

⑰ 付加型シリコーン印象

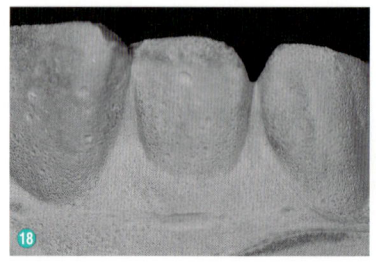

⑲⑳ **余分な印象材の切り取り**
はみ出した余分な印象材を切り取る．

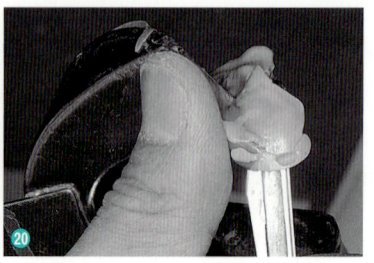

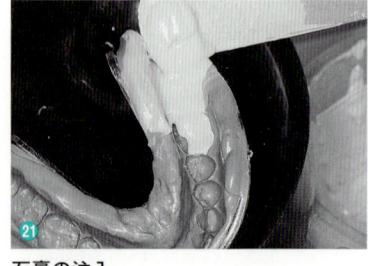

㉑ **石膏の注入**
一方向から石膏を注入する．

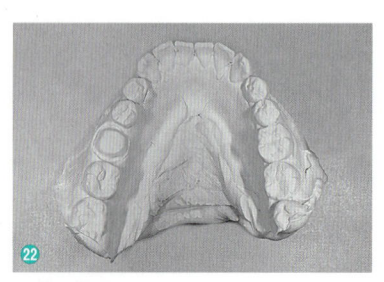

㉒ **模型の完成**

印象の取り扱い
精密な模型は歯科技工の基本！

■シリコーン印象からの模型の取り外し

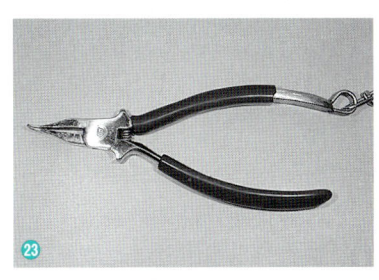

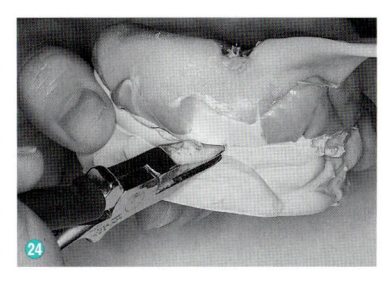

モデルリムーバー
シリコーン印象は，取り外すときに強い力が必要であるため，専用の器具を使うと，軽い力で簡単に模型を印象材から取り外すことができ，模型の破損を防止できる．このプライヤーは握ると先端が開く仕組みになっている．プライヤーの先端をトレーと模型の間に挿入して握る（デンツプライ三金製）．

Keywords 印象の取り扱い，石膏の注入，印象の保管，模型の取り外し

（飯島孝守・小森洋平）

混水（液）比の計算方法
混水比一覧表をつくっておくと便利！

　混水（液）比を正確に測ることは，石膏，埋没材の寸法精度を正確にし，機械的性質を十分に発揮させるためには重要なことです．そのための混水（液）比の求め方，表計算ソフトを用いて一覧表を製作する方法を解説します．

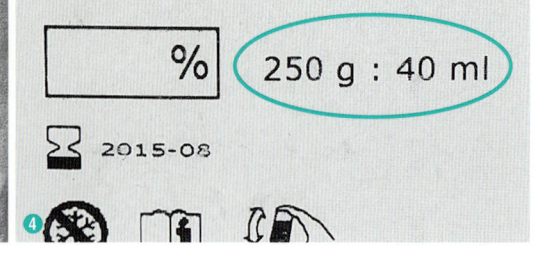

■混水（液）比の表示の違い

　混水（液）比の表示法は製品ごとに異なります．混水（液）比が係数で表示されているもの（❶），粉末100gに対する水（液）量（mL，cc）が表示されているもの（❷），包装単位に対して水（液）量（mL，cc）が表示されているもの（❸，❹）があります．

■混水（液）比の計算方法

1．係数化する

　表示されている水量を粉末の量で割ります．

❷：34（mL）÷ 100（g）＝ 0.34
❸：31（mL）÷ 180（g）≒ 0.17
❹：40（mL）÷ 250（g）＝ 0.16

2．水（液）量の計算

　粉末の重さに係数を掛けると，必要な水（液）量が求められます．粉末200gに必要な水（液）量は，以下のように求められます．

❶：200 × 0.20 ＝ 40（mL，cc）
❷：200 × 0.34 ＝ 68（mL，cc）
❸：200 × 0.17 ＝ 34（mL，cc）
❹：200 × 0.16 ＝ 32（mL，cc）

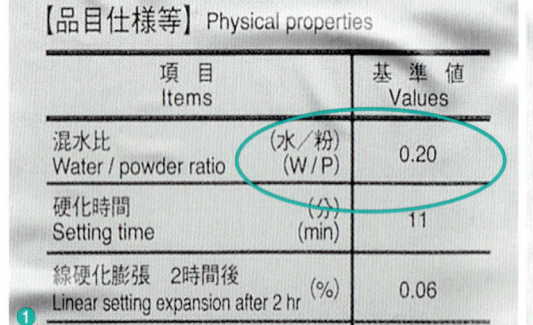

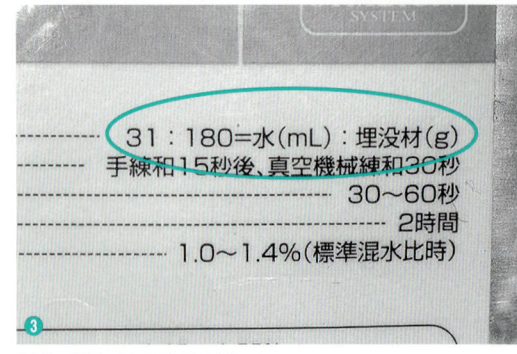

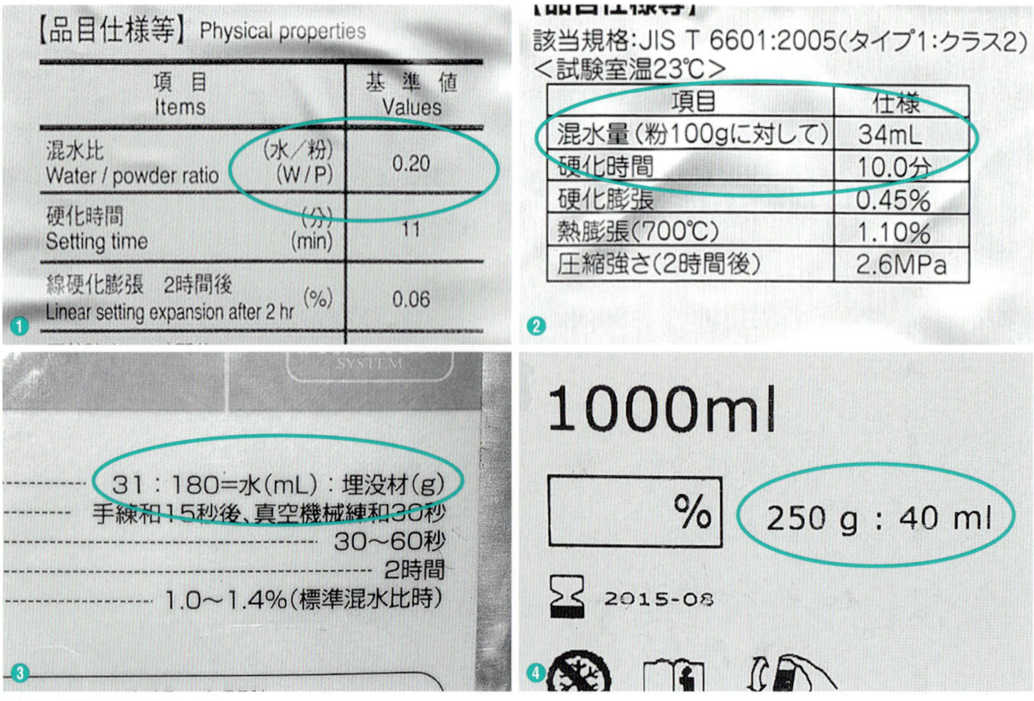

混水（液）比の表示の違い
❶：係数で表示されているもの（ニューフジロック，ジーシー）．
❷：粉末100gに対する水（液）量が表示されているもの（クリスト21，松風）．
❸，❹：包装単位に対して水（液）量が表示されているもの（c：シンビオンーTM，アイキャスト，d：レマタイタンプラス，デントウラム）．

■**一覧表の作成**

　表計算ソフト（エクセルなど）を用いて混水（液）比の一覧表を作成する場合には，セルC6～F6に石膏や埋没材の混水（液）比を入力し，セルA7～A22に粉末の量を入力します（❺）．

　セルC7以降に計算式を入力すれば一覧表が完成しますが，粉末の量と混水（液）比を固定変数とするためには，セルC7に計算式を入力する際に，変動させたくない粉末の量の列A，混水（液）比の行6の前に＄を入力すると，コピー＆ペーストの操作が容易になり，粉末の量や，石膏，埋没材の種類に変化が生じた場合にも対応できます．

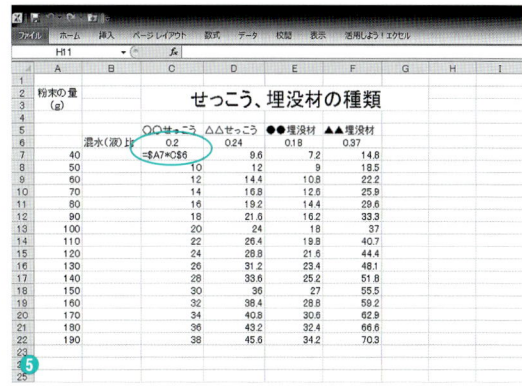

Keywords 混水（液）比，係数

混水（液）比一覧表の作成

（武井正己）

作業用模型①
作業用模型製作は技工の基本！

■トリマーをかける際の注意点

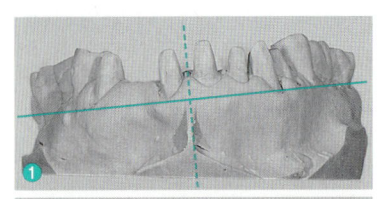

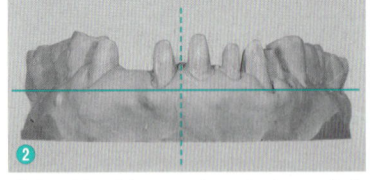

① ②

咬合平面に対して平行にトリマーをかけるのが原則
特に前歯部の多数歯におよぶブリッジ症例などでは，模型基底面のトリミングが歯軸に対して垂直になっていないと，補綴物の製作の際に歯軸を見誤る原因になることがある．支台歯の歯頸部の位置などを参考にしてトリマーをかける．

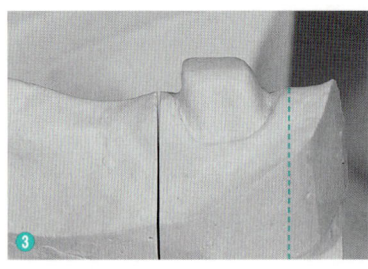

③ 最後方臼歯後方の余剰部分
あらかじめトリマーをかけ，支台模型が必要以上に大きくならないようにする．

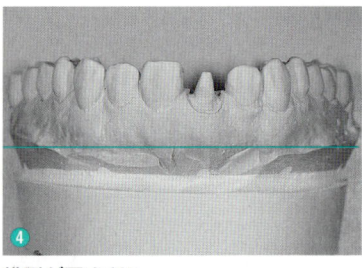

④ 模型が厚すぎる
ダウエルピンから隣接面コンタクトまでの距離が長くなると，隣接面コンタクトの強さに誤差が生じやすくなる．欠損部がある場合，歯周組織の吸収度合などによって模型の厚さが異なるが，概ね歯頸部から10 mm程度が望ましい．

■台付け時の注意点

分割復位式模型製作の際，一次石膏を台付け石膏が覆っていて境目が明確になっていない場合，支台歯模型の戻りが確認できなかったり，バリになった石膏が隙間に入って支台歯模型が戻らないといった思わぬトラブルになります．台付け石膏が硬化するタイミングで，一次石膏と台付け石膏の境界をきれいに仕上げておけば，分割前にカーバイドバーなどを用いて境界を削る無駄な作業が必要なくなり，結果的に作業時間は短縮できます．

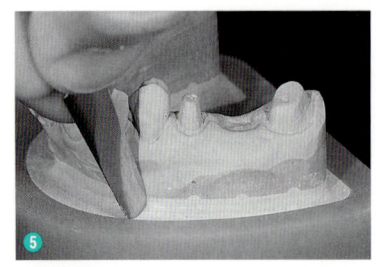

⑤ 石膏の除去
石膏が硬化する直前に，セメントスパチュラなどで一次石膏の上を覆った石膏を除去する（台付け石膏：ユニストーン（松風））

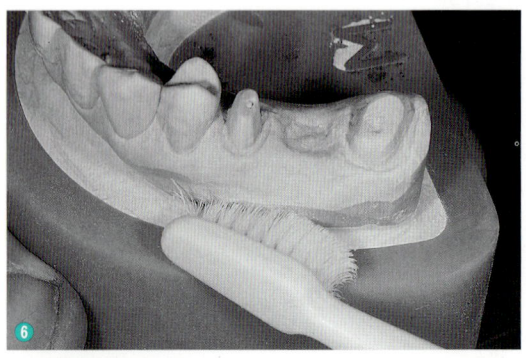

⑥ 石膏境界面の仕上げ
台付け石膏の初期硬化の段階で歯ブラシをかけると，一次石膏と台付け石膏の境界をきれいに仕上げることができる．

Keywords 分割復位式模型の製作，トリマー，台付け

（内藤　明）

作業用模型②
市販の貼付式模型台を用いて作業時間を短縮する

　歯冠修復技工において作業用模型の製作は欠かすことができませんが，その作業は煩雑で時間がかかるものです．現在では，分割復位式模型の台付け部が完成している貼付式模型台が市販されています．この模型台を利用すれば，歯列模型基底面をトリマーで平らにし，瞬間接着剤で張り付けるだけで作業用模型が完成し，作業時間を大幅に短縮できます．また，台付け石膏の硬化膨張の影響を受けないなどの利点もあり，症例によっては，作業がおおいに効率的になります．

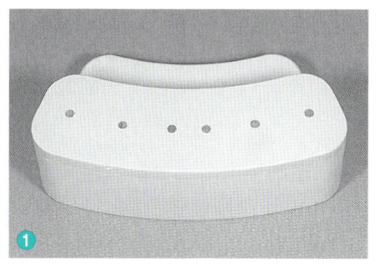

❶ 市販の貼付式模型台
歯列に合うように若干アーチ状になっている．6本のダウエルピンが植立してあり，左右側どちらでも使用できる（だいちゃんⅡ片顎用，サンエス石膏）．

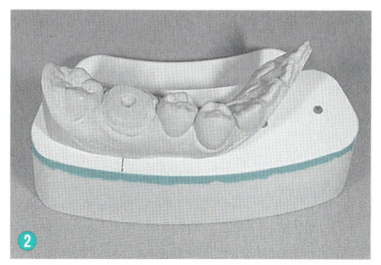

❷ 模型のトリミング
模型基底面を通常よりも薄くなるように（模型台一次石膏部の厚み分，色アミ部分）トリマーをかける．

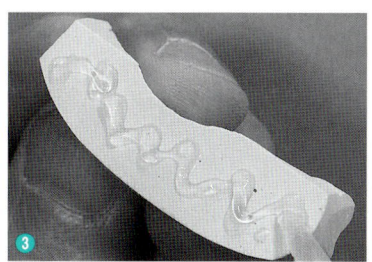

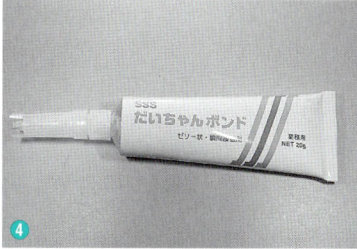

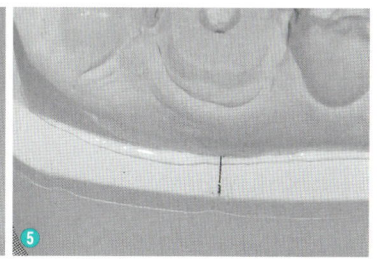

❸❹❺ 模型の接着
貼付式模型台は完全に平面になっていないことがあるため，専用のゼリー状瞬間接着剤は多めに塗布する（❸，❹）．はみ出した接着剤に硬化促進剤を吹き付ける（❺）．

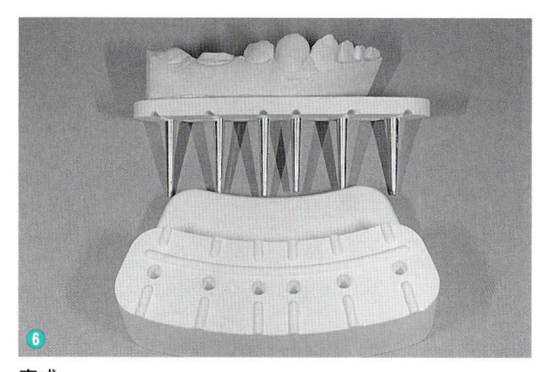

❻ 完成
硬化促進剤噴霧後15分経過したら，分割作業に移ることができる．

Keywords 分割復位式模型，貼付式模型台

（内藤　明）

作業用模型③
"裏分割"を簡単に！

歯型のマージンが隣在歯と近接している症例では，咬合面側からの分割ではマージンを傷つけてしまうおそれがあります．このような症例では，歯列模型全体を台付け石膏から外し，歯肉側から分割を行います．

■クラウンのケース

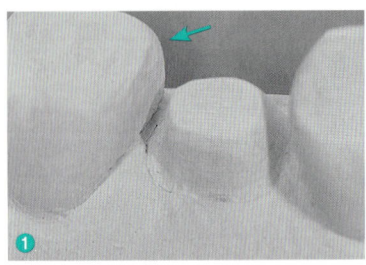

❶ 咬合面側からの分割が困難なケース
隣在歯の豊隆が支台歯にかぶり，分割線が斜めになってしまう．

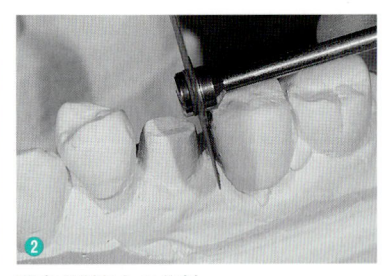

❷ 咬合面側からの分割
咬合面側からはウルトラフレックスディスクで切れ込みを入れる．

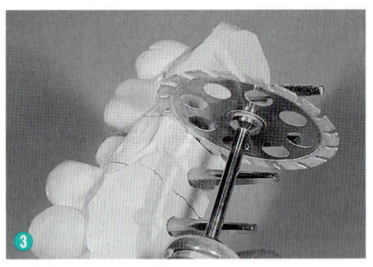

❸ 歯肉側からの分割
歯肉側からはダイヤモンドディスクで分割する．

■ラミネートベニアのケース

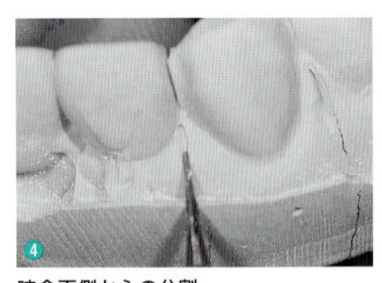

❹ 咬合面側からの分割
分割線に沿って，極細のフィッシャーバーなどを用いてガイドとなる切れ込みを入れる．この症例はラミネートベニアで，隣在歯とマージンが近接しており，通常の方法では分割ができない．

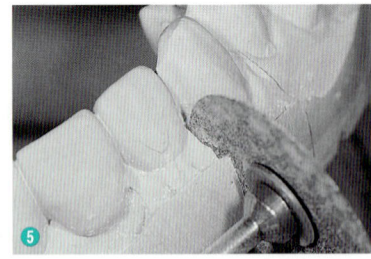

❺ 歯肉側からの分割
歯肉側からダイヤモンドディスクを用いて分割し，最後はフィッシャーバーで入れた切れ込みに沿って石膏を割るようにして分割完了．

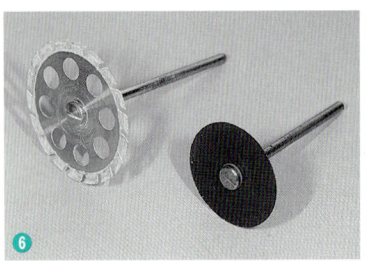

❻ 使用ディスク
ウルトラフレックスディスク（右，山八歯材工業）は非常に薄いので，分割ノコでは切れない部分でも，咬合面側からガイドとなる切れ込みを入れることができる．歯肉側からの切断には，大径のダイヤモンドディスクを用いると効率的である（左，直径 30 mm のダイヤモンドディスク，ホリコ社）．

Keywords 作業用模型の分割，裏分割

（内藤 明）

作業用模型④
チッピングしない作業用模型のトリミング

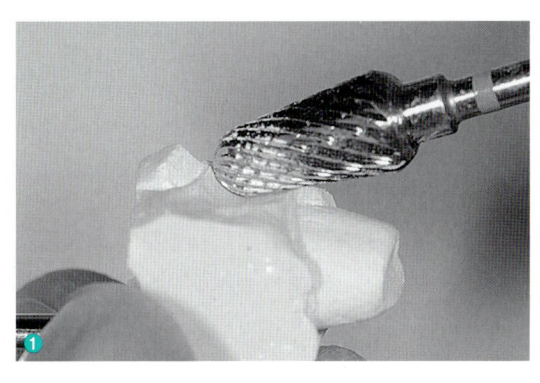

大まかなトリミング
マージンから 5 mm 程度までの歯肉部を歯軸方向に大まかにトリミングする．

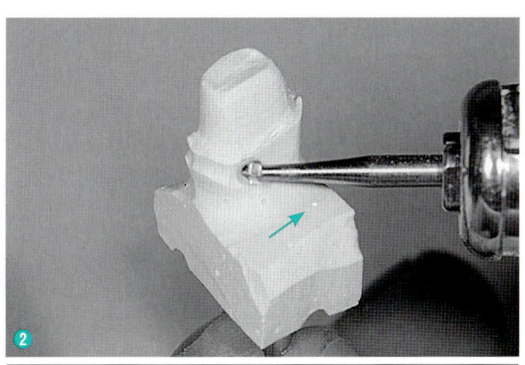

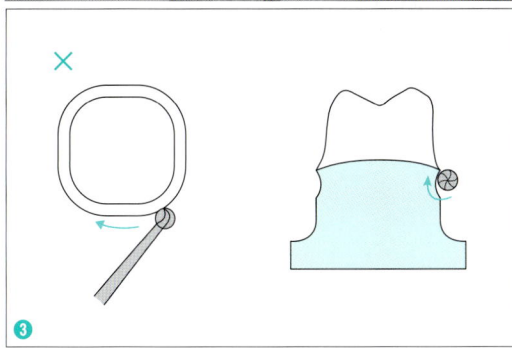

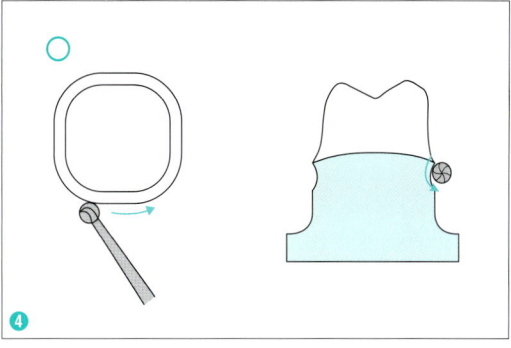

最終トリミング
マイクロスコープ下でラウンドバーを用いて最終トリミングを行う．**バーを正回転で歯型に当てると歯頸部側から咬合面側に石膏を削ることになり，チッピングによりマージンを失ってしまうおそれがある（❸）．チッピングを防止するためには逆回転でトリミングする（❹）．**

Keywords トリミング，チッピング

（内藤　明）

咬合器装着
バイト材と模型をしっかり観察しよう

　模型を咬合器に装着する際，咬合状態を確認して必要に応じてバイト材や模型を調整しなければなりません．

　ここでは臨床でよく遭遇する例とその対処法を紹介します．

■バイト材を介在させて安定を図る

　模型を咬合器に装着する際，通常バイト材は参考程度に使用し，模型に咬ませることはしません．しかし，残存歯だけでは咬合が安定しない症例では，バイト材を介在させて模型を咬合器に装着しますが，必要に応じてバイト材を加工しなければ，正確に咬合器装着を行うことはできません．

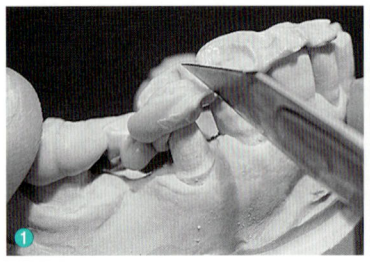

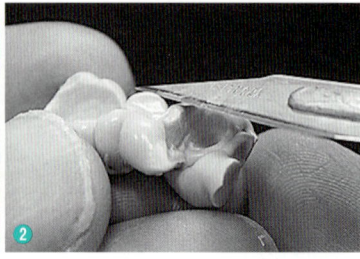

バイト材の加工
支台歯部分だけをカットして使用する（❶）．石膏模型と口腔内の軟組織部は，必ずしも同一ではない．**バイト材の軟組織部と接触している部分は削除して，硬組織部だけに加工したものを使用する（❷）**．

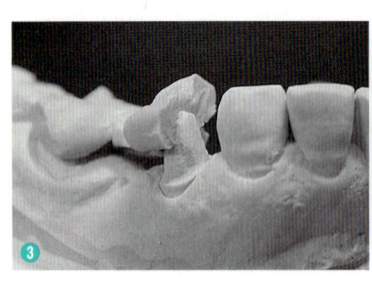

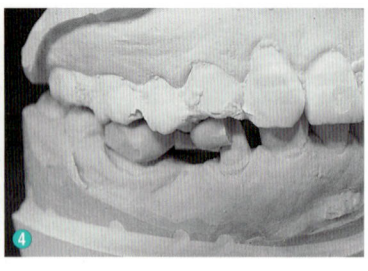

バイト材の確認
バイト材が模型にぴったり戻ることを確認する（❸）．模型が浮いていないことを確認する（❹）．

■軟組織が対合歯と接触している場合

　オーバーバイトが深い症例などでは，下顎前歯部が上顎前歯部舌側の軟組織（歯肉）部に接触している場合がある．対合歯と接触している軟組織部では，口腔内で咬合している状態が模型に再現されないので，このような状態のままで咬合器装着を行うと，咬合に誤りが生じる．模型をよく観察して，調整する必要がある．

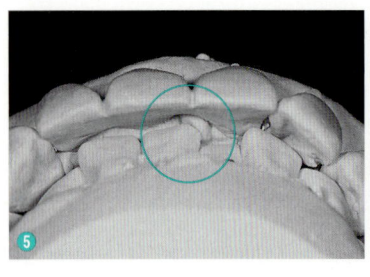

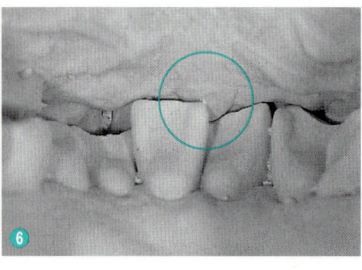

前歯部歯列が軟組織部に接触している状態
咬合面観（❺），舌側面観（❻）．

58

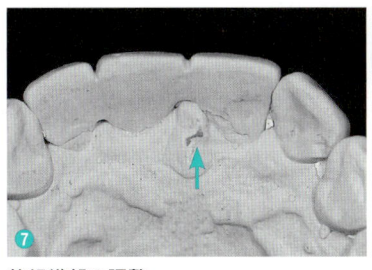

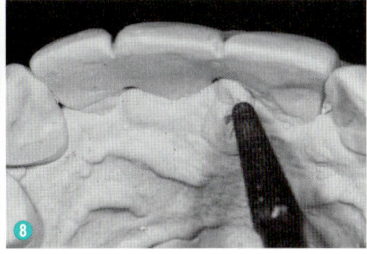

軟組織部の調整
咬合紙を用いて接触部分（矢印）をマーキングする（⑦）．マーキング箇所をカーバイドバーを用いて削合する（⑧）．

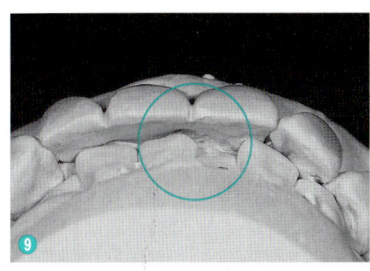

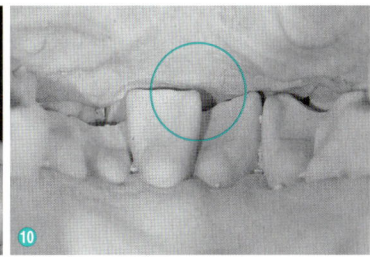

軟組織部の調整後
咬合面観（⑨），舌側面観（⑩）．

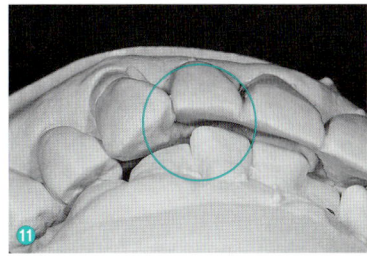

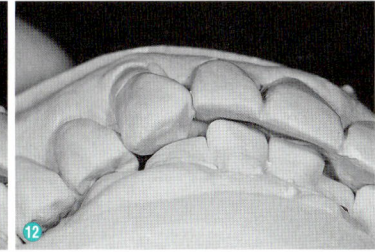

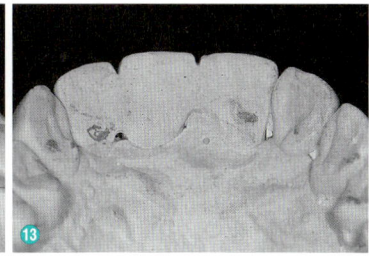

軟組織部の調整前後の比較
軟組織の調整前（⑪）．接触部に浮き上がりがみられ，前歯が接触していない．調整後（⑫，⑬）．

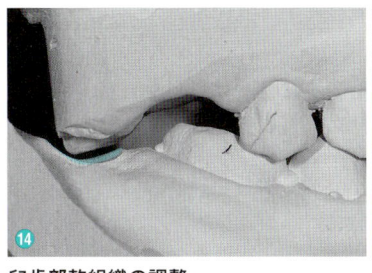

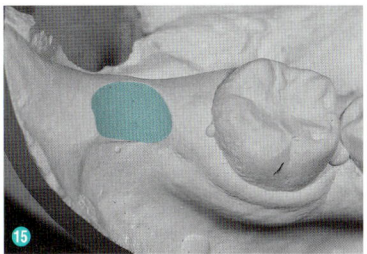

臼歯部軟組織の調整
前歯部同様，臼歯部の軟組織も調整する（⑭，⑮）．最後方臼歯の遠心部でも，対合歯の早期脱離などによる挺出で，軟組織と接触してしまうことがよくみられる．

Keywords バイト材，軟組織部の調整，咬合器装着

（鈴木正憲）

前歯部コア
コアの製作にも歯冠の外形イメージが大切！

　齲蝕によって歯冠歯質が大きく欠損した歯（無髄歯）において，歯冠が失われたまま補綴処置を行うと用いる材料が多量になります．そのため，欠損部を金属あるいは形成充填材などで補って支台歯形態を完成したものが，コアや支台築造体です（以下，コアについて記します）．

　コアの多くは，支台歯形態の表面積を増加させることによって最終補綴物の維持を図るものであることから，コアを製作するためには，最終補綴物の形態を十分に把握する必要があります．

　ワックスアップは，ポスト部と歯冠外形のワックスアップを行った後，シリコーンコアで歯冠外形のコアを製作し，そのコアを使用してワックスを削除してコアの外形を完成させます．

　しかし，この工程は，作業時間などを考えると，実際にはほとんど行われず，臨床におけるメタルコアの製作方法は，基礎実習の製作方法とは異なる場合があります．

■ワックス操作

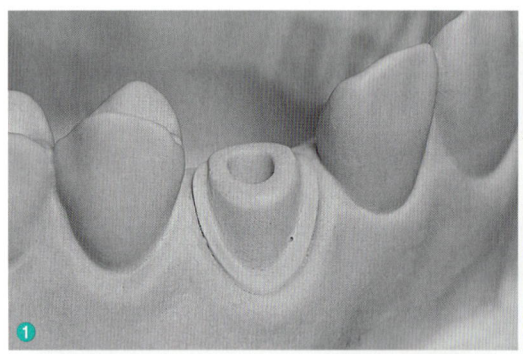

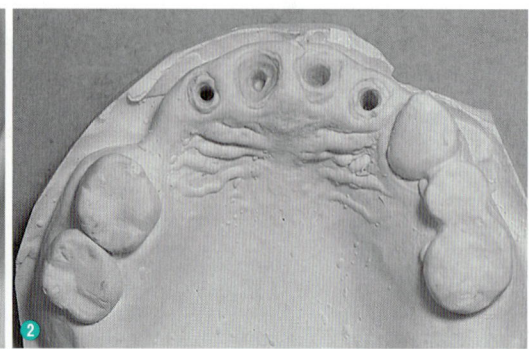

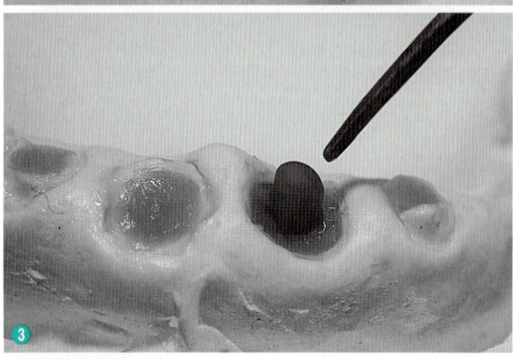

残存歯質の量によるワックスアップの違い
ワックスアップは，ワックスを盛り上げることによっておおまかな形態を製作していくが，歯質が多く残存している場合であれば使用するワックスの量が少なくて済むため，ワックスを最初からドロップコーンテクニックによって盛り上げて製作できる（❶）．しかし，歯冠部歯質が少なく多数歯に渡る場合には，ドロップコーンテクニックでは作業時間がかかってしまうため（❷，❸），短時間でワックスを盛り上げる工夫が必要である．

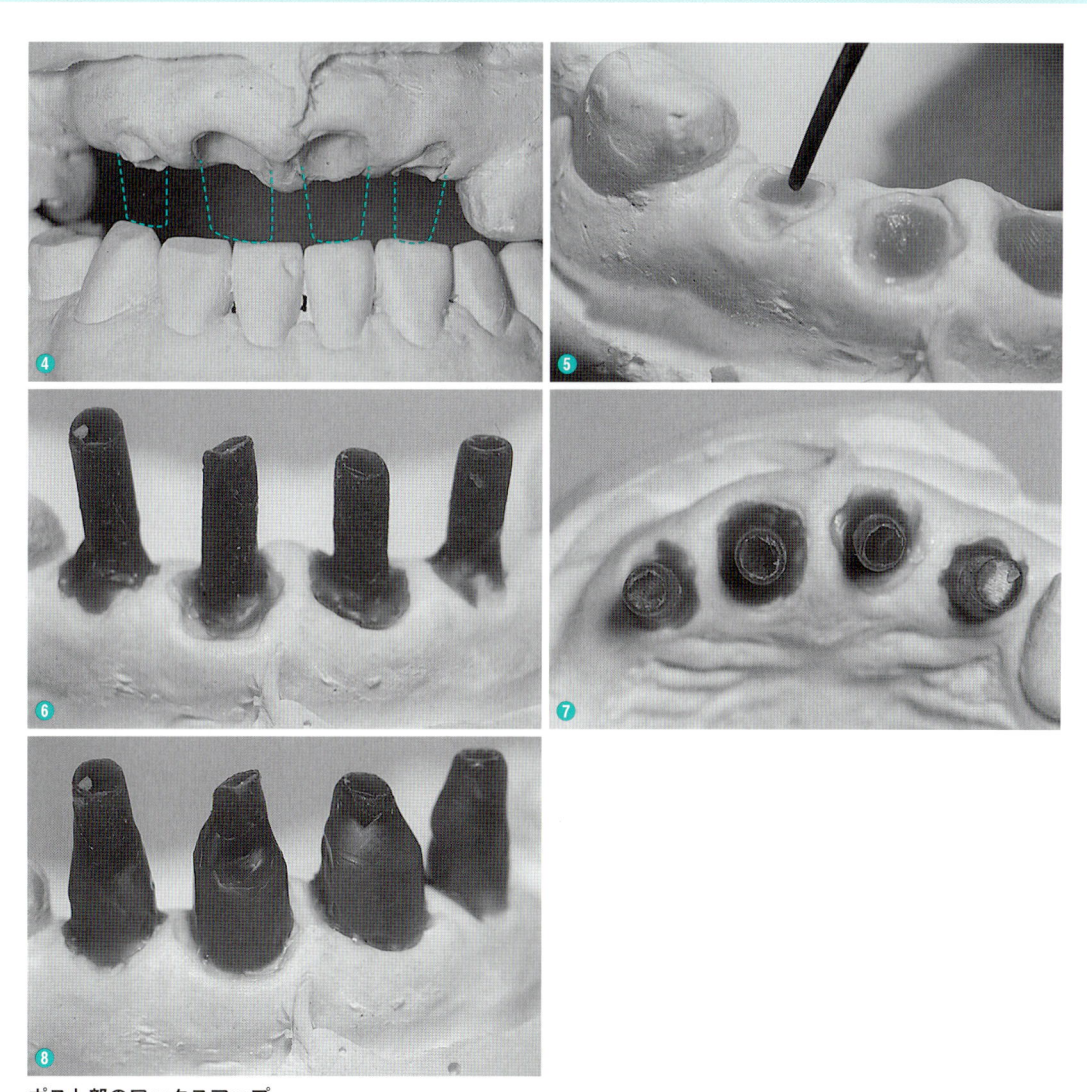

ポスト部のワックスアップ
はじめに咬合関係を確認し，コアをどのような大きさ，形態にするかイメージする（❹）．
ポスト部のワックスアップには主にパラフィンワックスを使用するが，ポスト部が細く作業中に折れることが予想される場合，**ユーティリティワックスとパラフィンワックスを溶かし合わせて塡入・圧接する**（❺）．ユーティリティワックスによってワックスを軟らかくすると，ポスト部のワックスが折れにくくなる．
歯冠部の歯質がなくなった場合，そのクリアランスにワックスを盛り上げなければならない（❹）．そのため，ドロップコーンテクニックでは，ワックスの内部応力の蓄積と作業時間の長期化によって不適合になりやすく，短時間でワックスを盛り上げる必要がある．その方法として，**コアの幅径に相当する太さのレディキャスティングワックス（R32〜40，ジーシー）を使用することによって，ワックスを盛り上げる量と時間を短縮できる**（❻）．
先に塡入・圧接したポスト部のワックスとレディキャスティングワックスを焼きつけて固定する．レディキャスティングワックスを固定する際は，各コアの方向性を考慮することが大切である（❼）．
形態的に必要と想定される箇所にワックスを追加し，形態修正時のワックスの追加は極力なくすようにする（❽）．

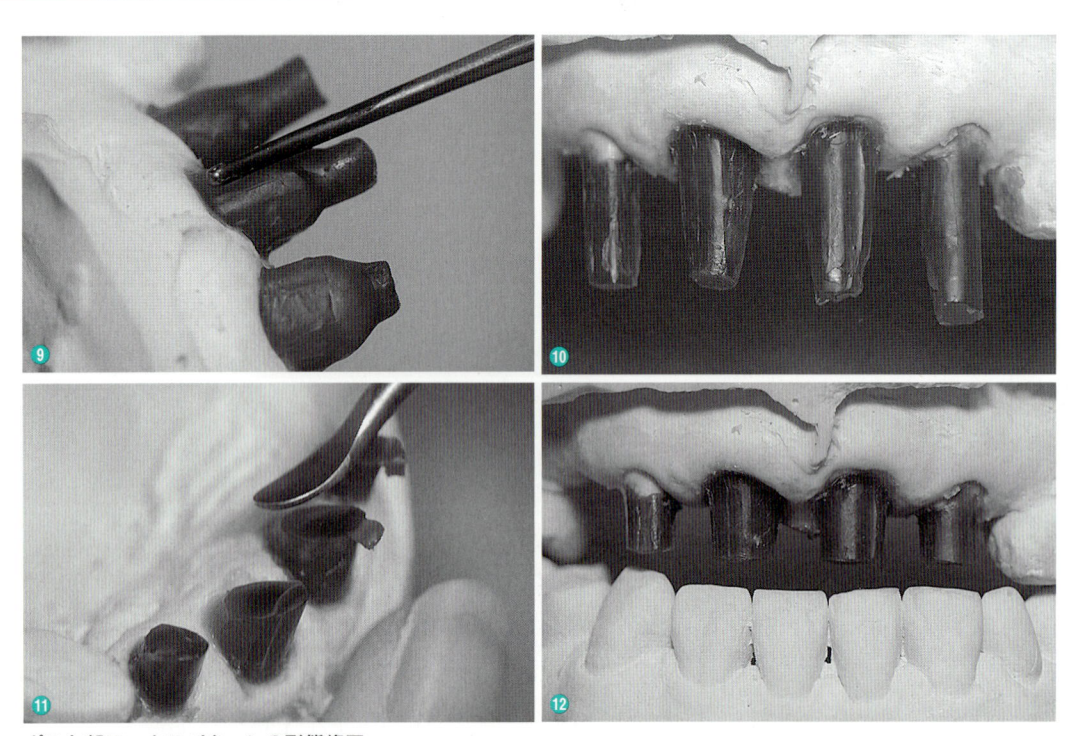

ポスト部ワックスパターンの形態修正
ワックスパターンの形態修正には，彫刻刀を用いてはいけない．彫刻刀による形態修正は，コア自体に側方から応力を与えてしまうため，変形による不適合やポスト部が折れるなどのトラブルの要因となる．そのため，**ワックス形成器を使用してワックスを溶かしながら形態修正を行うことで（⑨），ワックスパターンの表面を滑沢にし，側方からの応力を極力少なくすることで，トラブルを避けることができる．**しかし，ワックスの温度と形成器の温度管理が難しい．
コアの軸面の形成を行いながら，それぞれの平行性，またテーパーについても確認する（⑩）．
舌側面の形態修正では，対合関係を確認し，歯冠補綴物に必要なクリアランスを確保する．このときも彫刻刀は使用せず，ワックス形成器のスプーンの形状を利用して，舌側面を溶かしながら形態修正を行う（⑪）．
形態修正が完了した状態（⑫）．対合歯とのクリアランスやテーパー，平行性が取れていることがわかる．また，表面も滑沢に仕上がり，彫刻刀を使用したときのような削った後もみられない．このように表面が滑沢であれば補綴物の研磨も楽に行える．

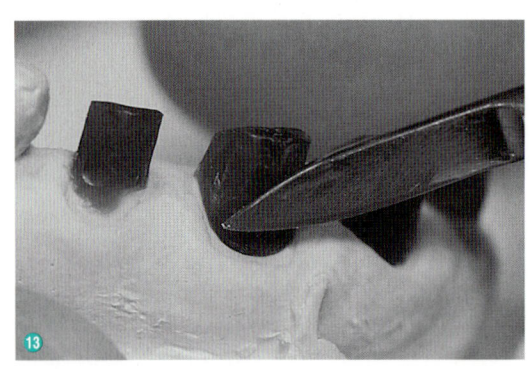

バリの除去
形態修正後，マージン部のバリを除去する．よく切れる彫刻刀を使用するが，模型に傷をつけないように注意する．このときもコアに側方力を加えてはいけない．

前歯部コア
コアの製作にも歯冠の外形イメージが大切！

■埋没・鋳造・研磨

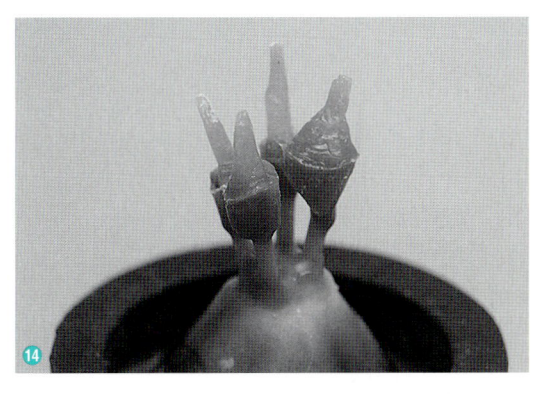

埋没
埋没は通法どおりに行うが，金属のスプルー線よりもワックスやプラスチックのものを使用するほうがスプルー撤去の手間がかからず，フォーマー撤去後はただちに電気炉に投入できるため，時間の短縮になる．

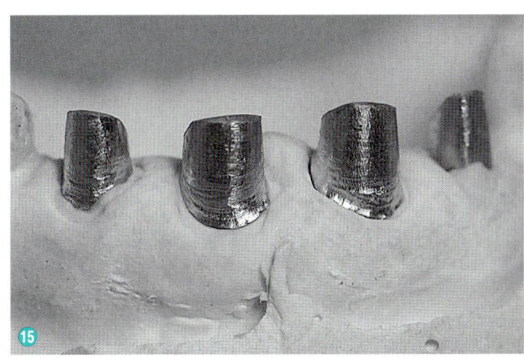

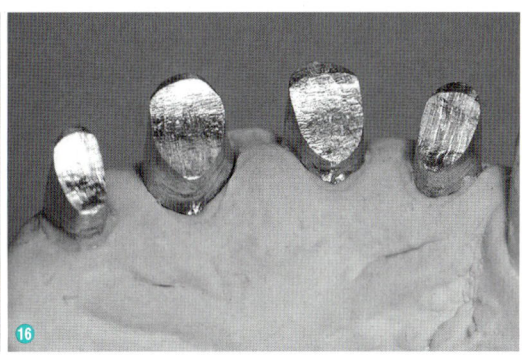

研磨，完成
唇側面観（⑮），舌側面観（⑯）．
鋳造後は適合を確認して，研磨を行う．研磨には目の細かいコーンタイプのカーバイドバーを使用することによって，コアの軸面が凹凸なく修正でき，アンダーカットができなくなる．
また，微調整として両隣接部と舌側部の歯質から立ち上がるコアの辺縁は，歯質の辺縁から0.5mm程度アンダーとする．歯質の辺縁は最終補綴物のマージンであるため，コアが歯質の辺縁と一致していると最終補綴物の確実な適合が求められず，歯質を完全に被覆することができないためである．

　コアは最終補綴物の土台となるため，出来のいかんは最終補綴物の形態に支障が生じます．そのためコアの製作は，最終補綴物の外形や咬合状態をイメージし，理想的なクリアランスを確保し，多数歯に及ぶ場合には平行性も考慮に入れなければなりません．なおかつ，各種の支台歯形態を十分に把握しておく必要があります．
　コアは，他の補綴物の製作方法に比べて複雑な作業はなく簡単に製作できます．しかし，どのような最終補綴物を製作するかによって形や大きさが変わってくるため，ある種難しい補綴物ともいえます．

Keywords 前歯部コア，ポスト部の形成，クリアランス，平行性

■参考文献
1) 全国歯科技工士教育協議会編：新歯科技工士教本　歯冠修復技工学．医歯薬出版，東京，2007，20，50．

（佐藤文裕）

臼歯部コア
効率的にワックスアップしよう

　臼歯部メタルコアを製作するにあたり，最終補綴物が製作しやすいような支台歯形態を付与することを考慮する必要があります．

　残存歯質を利用してメタルコアを製作する場合の効率的なワックスアップの方法を紹介します．

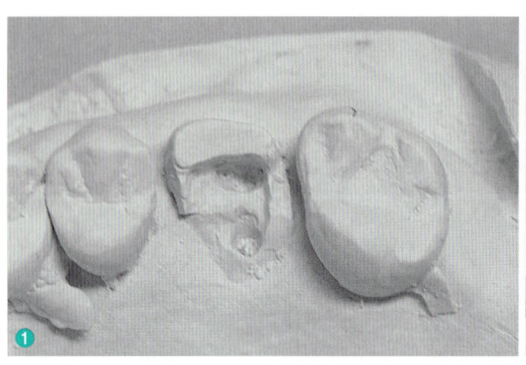

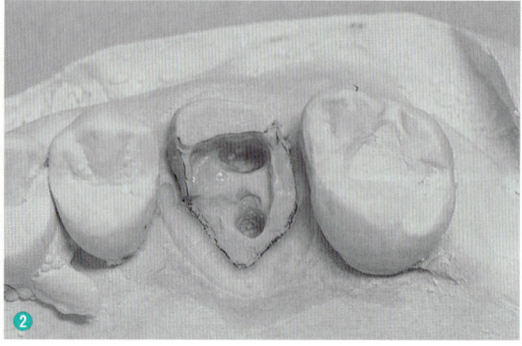

模型の観察・調整
作業用模型を観察して，メタルコアの製作にあたり歯肉部のトリミングが必要かどうかを判断し，マージンラインの設定を行う（❶）．トリミングの要・不要は，歯肉部がワックスアップの妨げになっているか否かである．マージンラインの設定は，残存歯質の有無，装着される最終補綴物が製作しやすいような支台歯形態が付与できるようにするなどの点を考慮する．この症例では，ワックスアップに際して余剰な歯肉部のトリミングを行った（❷）．

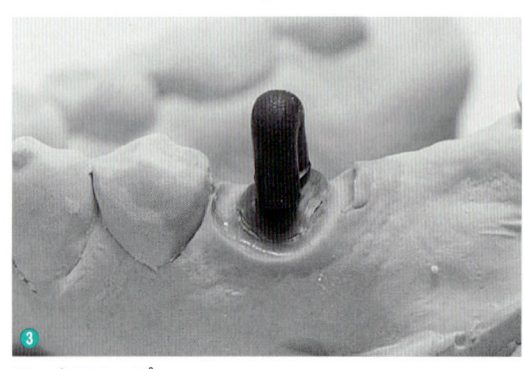

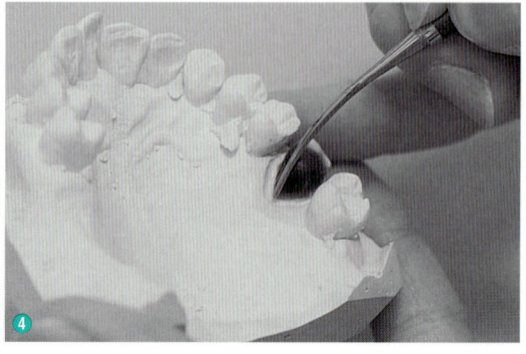

ワックスアップ
ポスト部のワックスパターン完成後，歯型に戻して歯冠部のワックスアップを行う．その際，レディキャスティングワックスなどを歯冠軸方向に合うように植立後，不足部分を追加しながら形態を製作すると，形成器のみで歯冠部全体のワックスアップを行うよりも，短時間で製作することができる．また，形態を整えるときには彫刻刀ではなく，形成器で温度コントロールをしながら軸面のワックスを少量ずつ溶かしながら形態を整えると，余剰な力がポスト部に加わりにくくなるため，変形を抑えてワックスパターンを製作することができる．

⑤

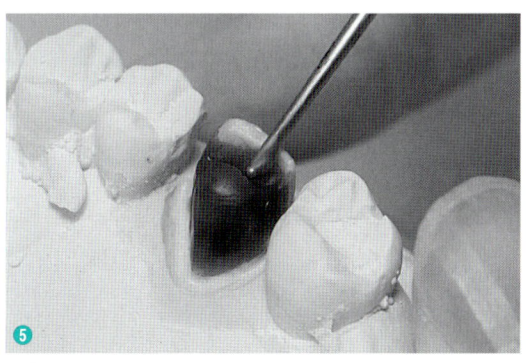

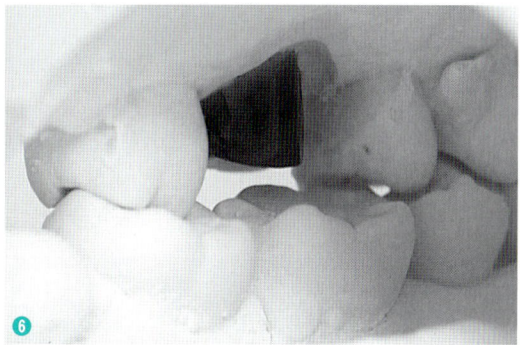

⑥

形態修正
軸面・咬合面形態を整え,頬・舌側から模型を観察し,歯冠形態の確認を行う.特に軸面は,最終補綴物の維持力も考慮する(**⑤**).対合歯列模型があれば,クリアランス(対合歯間に存在する間隙)の確認を行う(**⑥**).対合歯列模型がない場合には,隣在歯から歯冠高径を推測しながら製作する.その後マージンの再確認を行い,スプルーイングと埋没を行う.

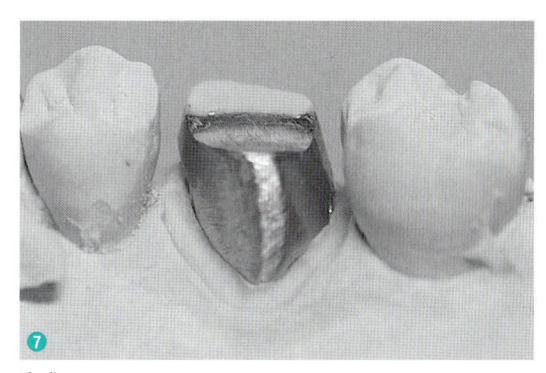

⑦

完成
鋳造後,歯型への適合を確認してカーバイドバーなどを用いて形態修正を行う.機能咬頭には,偏心運動時に補綴物の厚みを確保するためにファンクショナルベベルを付与する.

Keywords 臼歯部メタルコア,ポスト部のワックスアップ,歯冠部のワックスアップ,クリアランス

■参考文献
1) 横塚繁雄:歯科補綴マニュアル.南山堂,東京,1994.

(茂原宏美)

分割コア
意外に簡単！ 分割コアの製作法

　臼歯の多くは複数根であり，ポスト孔の平行性がない症例が頻繁にみられます．多少のアンダーカットであれば模型修正材でブロックアウトを施して製作することは可能ですが，修正部は死腔となります．このような症例では，1～2本のポストを本体と別に製作し，口腔内で両者を組み合わせる分割コアの術式がとられます．分割コアの技工術式はいくつかありますが，ダウエルピンを用いる方法を解説します．

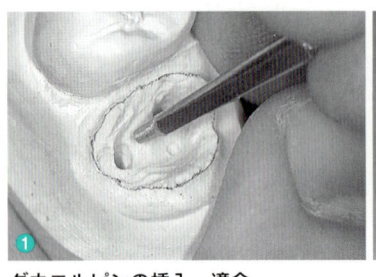

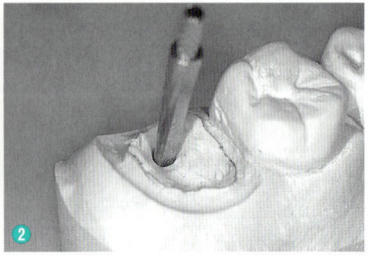

❶❷ ダウエルピンの挿入・適合
方向が異なるポスト孔にダウエルピンを挿入する（❶）．その際，先端が太すぎる場合は，ポスト孔に合うようにおおまかに削り，ポストの方向にダウエルピンが安定するようにする．ダウエルピンをポスト孔に適合させる（❷）．可及的に隙間がないほうが，後の操作が楽になる．

❸ ワックスアップ
ダウエルピンを入れた状態で，コア本体部分をワックスアップする．

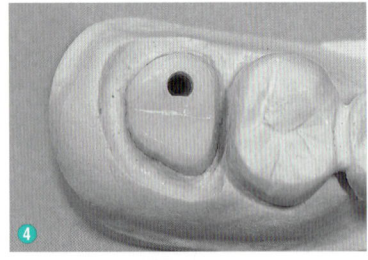

❹ ダウエルピンの撤去
ダウエルピンの撤去後，埋没する．

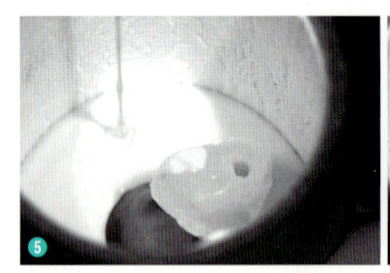

❺❻ 埋没
ダウエルピン相当部の孔に気泡を入れないように，一方向から埋没材を注入する．

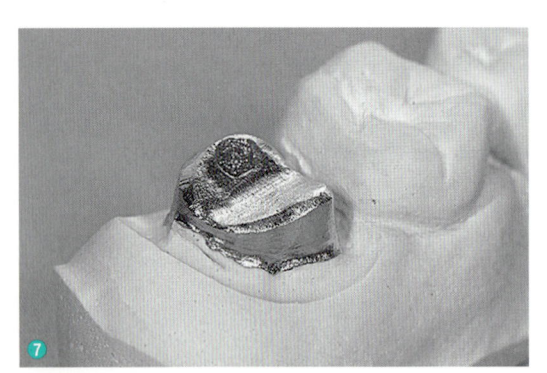

❼ メタルコアの完成

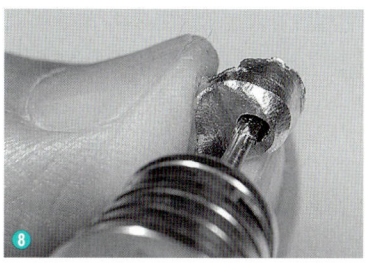

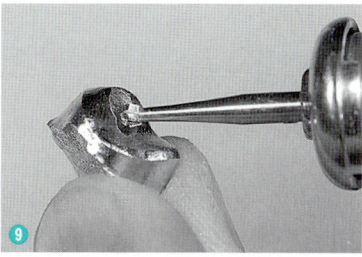

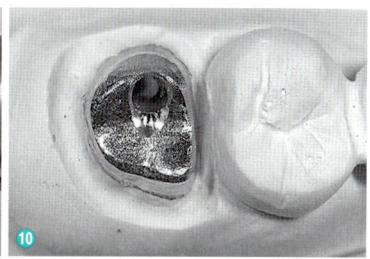

メタルコアの調整
ポスト部先端がアンダーカットにならないように，ダウエルピン相当部の孔を広げる（❽）．続いて回転防止溝を付与する（❾）．ポスト部との適合をよくするため，ベベルを付与する（❿）．

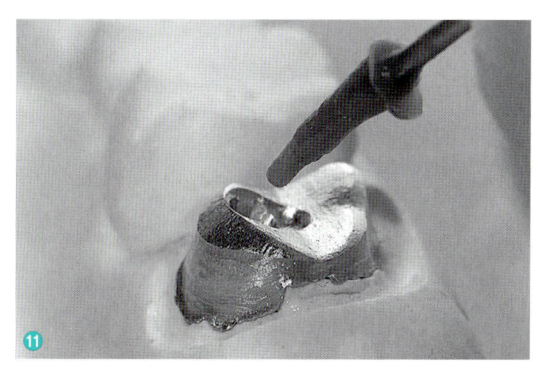

ポスト部のワックスアップ

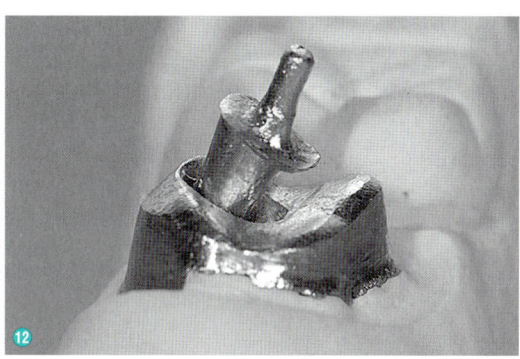

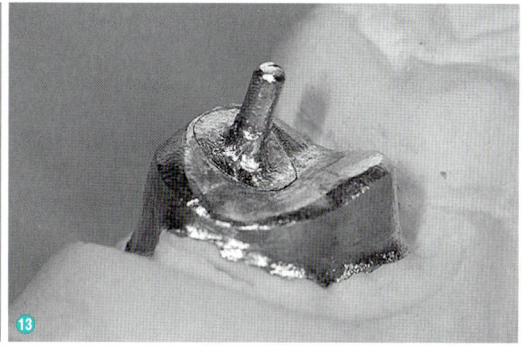

ポスト部の完成とコアへの装着

Keywords 分割コア，複数根，ダウエルピン

（飯島孝守）

ファイバーポスト併用レジン支台築造
ファイバーポストにも分割コア

　ファイバーポストを使用したレジン支台築造は，審美性の向上，歯根破折や金属アレルギーへの対策として用いられるなど，高い有用性があります．

　ここでは作業用模型を用いたいわゆる間接法とよばれる製作の流れと分割コアの製作法を紹介します．

■ファイバーポストを用いたレジン支台築造の基本的製作法

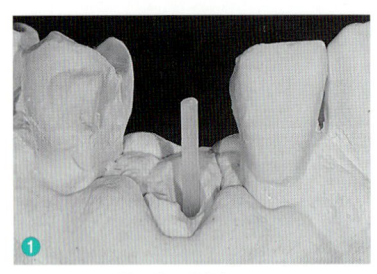

❶ ファイバーポストの試適
作業用模型上でファイバーポスト（ファイバーポスト，ジーシー）の試適を行う．ダイヤモンドディスク（ダイヤモンドディスク，ホリコ）や専用カッター（ファイバーカッター，YDM）などを用いて，適当な長さに切断する．

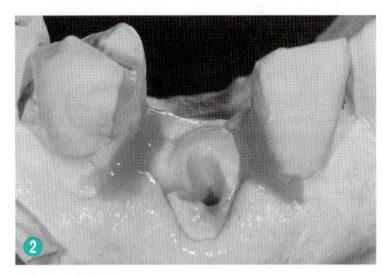

❷ 模型の調整
作業用模型のアンダーカットのブロックアウトを行うとともに，接着剤のスペースを確保するため，ポスト孔をパラフィンワックスで一層コーティングする．その後，分離剤を塗布する．**両隣在歯の歯頸部などのアンダーカットが深い部分は，レジンの流れを考慮して広範囲にブロックアウトを行うとよい．**

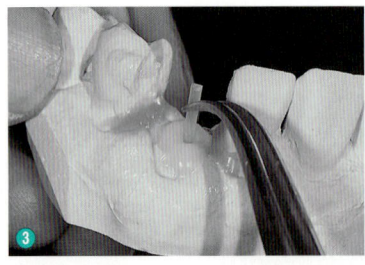

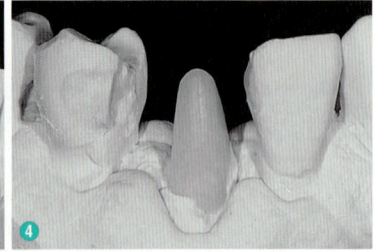

❸❹ レジン支台築造
支台築造用レジン（ユニフィルコア EM，ジーシー）を塡入し，シラン処理（セラミックプライマー，ジーシー）を行ったファイバーポストを挿入，光照射を行う（❸）．支台築造用レジンで支台築造し，作業用模型から撤去する．最終重合後，形態修正を行い完成（❹）．

■ファイバーポストを用いた分割コアの製作法

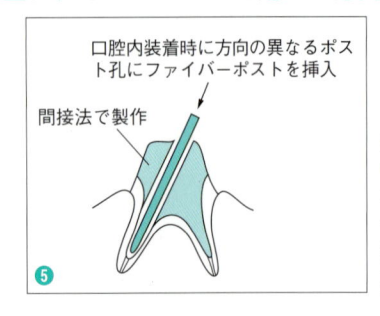

❺ 分割コアのイメージ
根管が複数存在する場合，ポストの平行性が取れない場合がある．このような場合は，口腔内で直接法でレジン支台築造を行うことが通例となるが，重合収縮応力を小さくする目的で，間接法を選択する場合がある．まず，間接法で平行性のあるポスト孔と支台部分を一塊で製作する．方向の異なるポスト孔は，口腔内装着と同時に，ファイバーポストを挿入してもらう．

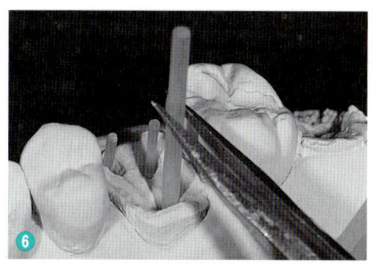

ファイバーポストの試適
それぞれのポスト孔に適当なファイバーポストを試適する．方向が異なる孔以外のファイバーポストは，ダイヤモンドディスクや専用カッターなどを用いて適当な長さに切断する

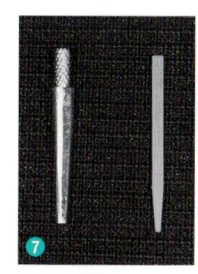

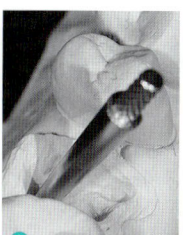

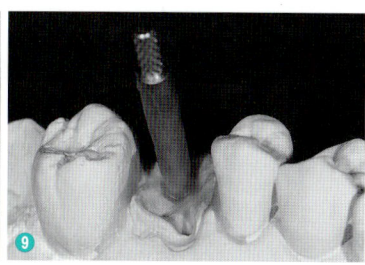

模型の調整
方向が異なるポスト孔に選択したファイバーポストとほぼ同径のピンを準備する（ここではダウエルピンを加工して使用，❼，❽）．ダウエルピンをパラフィンワックスで一層コーティングし，作業用模型のポスト孔に設置してワックスで軽く固定する．同時にアンダーカットのブロックアウトを行い，ほかのポスト孔などもコーティングする（❾）．

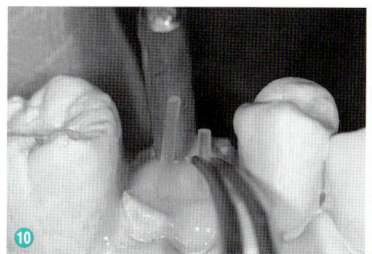

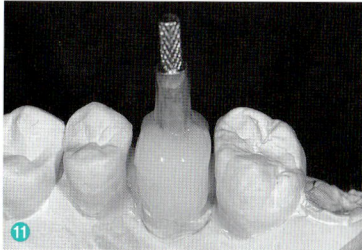

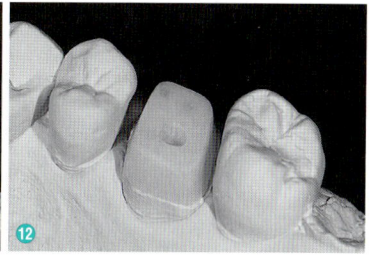

レジン支台築造
作業用模型に分離剤を塗布した後，支台築造用レジンを填入し，シラン処理を行ったファイバーポストを挿入，光照射を行う（❿）．支台築造用レジンで支台築盛後，温水下でパラフィンワックスを溶解してダウエルピンを撤去する．作業用模型からコアを撤去して最終重合後，形態修正を行う（⓫，⓬）．

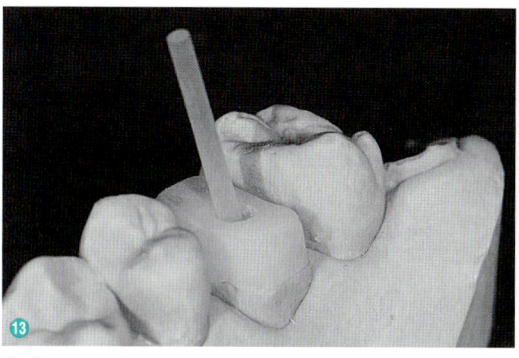

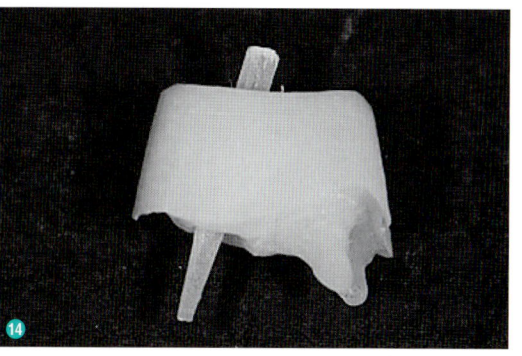

完成
口腔内にてファイバーコア装着の際に，方向の異なったポスト孔にファイバーポストを挿入してもらう．

Keywords ファイバーポスト，レジン支台築造，分割コア

（中村美保）

ハイブリッドレジンインレー
ハイブリッドレジンインレー製作の基本

　ハイブリッドレジンは，セラミックスより硬すぎず歯質と同様の硬さで，色調の再現も容易です．ハイブリッドレジンは各社から多数の製品が発売されていますが，それぞれの特徴を理解して，症例に合わせて使用することが大切です．ハイブリッドレジンを用いたインレーの製作手順を紹介します．

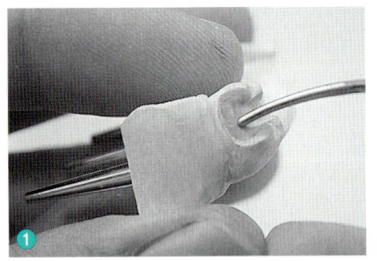

❶ ブロックアウト
インレー窩洞内にアンダーカットがある場合，ワックスや石膏などでブロックアウトを行う．

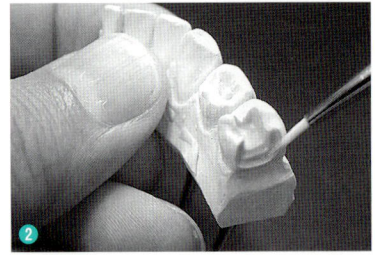

❷ 分離剤の塗布
窩洞内，窩洞の周り，隣在歯，対合歯に分離剤を塗布する．窩洞内に分離剤が溜まってしまわないように，エアをかけて余剰分を除去する．

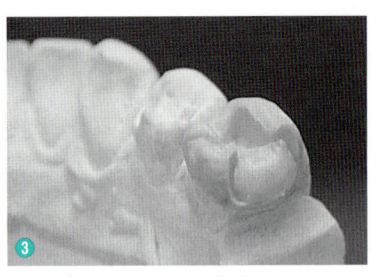

❸ デンティンペーストの築盛
隣接面がある窩洞の場合，デンティンペーストを隣接面部に築盛する．一度に大量のレジンを築盛すると収縮が大きくなるので，少量ずつ築盛する．

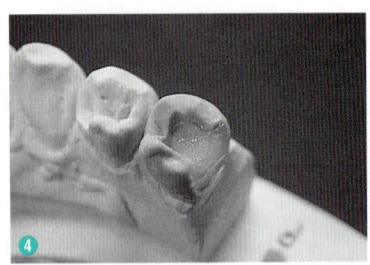

❹ サービカルトランスペアレントの築盛
咬合面にサービカルトランスペアレントを築盛する．

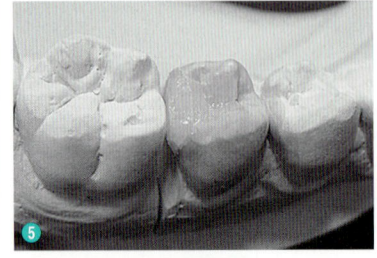

❺ エナメルペーストの築盛
咬合面，隣接面にエナメルペーストを築盛する．

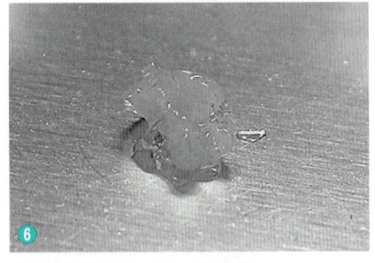

❻ エアバリアペーストの塗布
隣接面部にエナメルを追加し，エアバリアペーストを塗布して最終重合を行う．その後，模型から外して100～110℃で15分間加熱重合を行う．

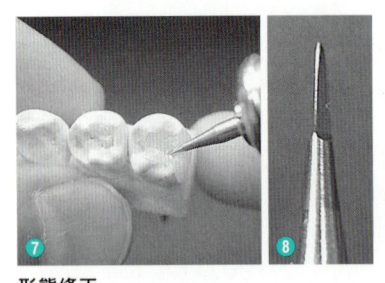

❼ 形態修正
カーボランダムポイントや，ペーパーコーンを用いて外形を整えた後，シャープなバー（フィッシャーカーバ，松風 ❽）を用いて小窩裂溝を形成する．

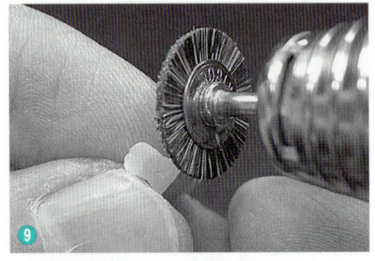

❾ つや出し研磨
ロビンソンブラシに研磨剤をつけて，つや出し研磨を行う．インレー体内面の分離剤除去と接着前処理として，アルミナサンドブラスト処理を行う．

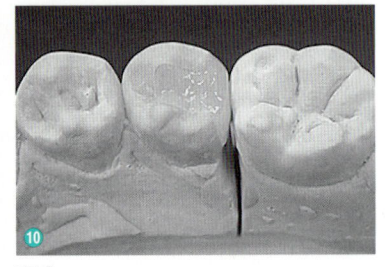

❿ 完成

Keywords ハイブリッドレジンインレー，ハイブリッドレジンの築盛，ハイブリッドレジンの研磨

（岩田健悟）

クラウンのワックスアップ
模型の観察から始まるクラウンのワックスアップ

■模型の観察

ワックスアップを効率よく行うためには，歯の形態を熟知することが重要です．歯をあらゆる方向から観察することで，咬合面形態をはじめとする頬側面，舌側面，隣接面の特徴を再現できます．口腔前庭や頬小帯の位置に配慮した修復物の製作も，状況によっては必要となります．

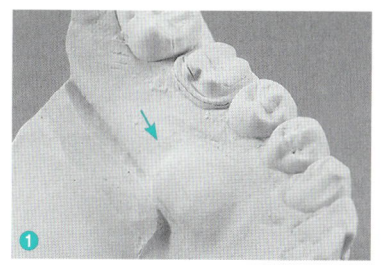

❶ 骨隆起
修復する部位を含め，歯列全体の観察はもちろん，軟組織の状態を模型から読み取ることも必要である．咬耗，欠損状況，軟組織に認められるクレフトや骨隆起（❶）から咬合状態を推測できる．骨隆起は歯に強い力を受けると周囲の骨が発達することを考えるとわかりやすい．修復物の製作に配慮が必要である．

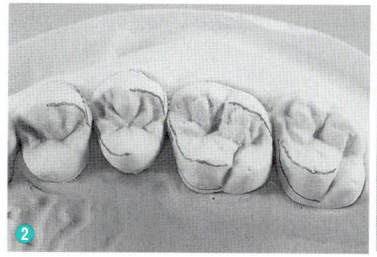

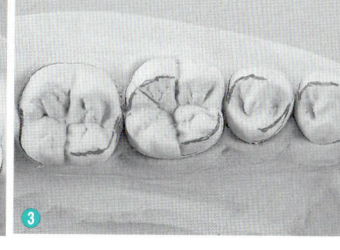

S状ライン
天然歯列を咬合面から観察したとき，エンブレジャー，コンタクトポイントが理想的な位置にあるとS状ラインを形成している．ワックス形成された歯冠が隣在歯と調和がとれているか否かは，S状ラインをチェックすると比較的容易である（❷：上顎，❸：下顎）．

■ワックスアップ

臨床におけるワックスアップは，迅速な作業性，短時間での作業，使用材料の操作性，無駄がないなどの諸条件が満たされた方法が最適といえます．咀嚼時の食物の流れは，歯冠部の豊隆によって決定され，自浄作用による適度な刺激によって歯肉の健康が保たれます．歯冠部形成後のチェックポイントの一部を以下に示します．

①隣接面接触点の位置と大きさは適切か．
②上下部と頬舌側の鼓形空隙は適切に再現されているか．
③ラインアングルは適切な形態か．
④外形隆線は適切な位置か．
⑤歯冠の豊隆は過大や過少になっていないか．
　歯冠高径が長いクラウンは豊隆が少なくなっているか．

咬合面形態の付与は，その後の工程である研磨を考慮した形態であることも大切です．チェックポイントの一部を以下に示します．

①固有咬合面の大きさは隣在歯とのバランスを考慮して再現されているか．
②咬合接触点は大きなくぼみになっていないか．
③偏心運動で干渉になっていないか．

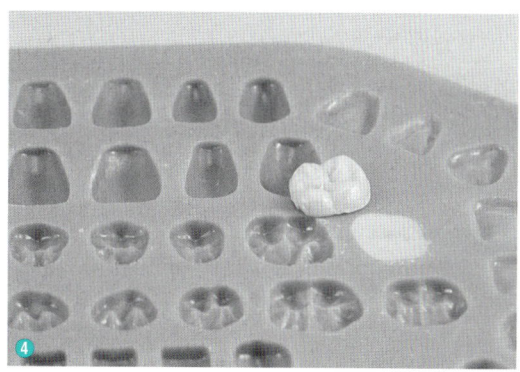

❹ 既製のシェルフォーマー
臨床経験の浅い歯科技工士でも形態付与が容易に行える方法の一つに，既製のシェルフォーマーの活用があげられる．対合歯が欠損した症例などでは，咬合面形態を容易に再現することができる．インレーワックスを流し込み，該当する歯種のワックスパターンを製作する．

71

クラウンのワックスアップ
模型の観察から始まるクラウンのワックスアップ

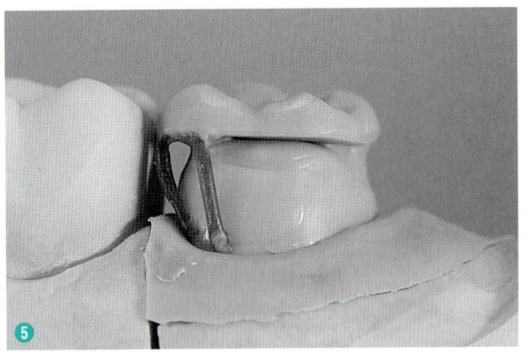

⑤ 歯冠部の形成
歯型をワックスでコーティングした後，製作したパターンを適正な位置に配置する．ラインアングルの形状や外形隆線の位置を意識しながら歯冠形態の付与を行う．歯冠形態の回復は歯冠部のみにとらわれがちであるが，**歯根部への移行性を考慮した形態であることが求められる．**

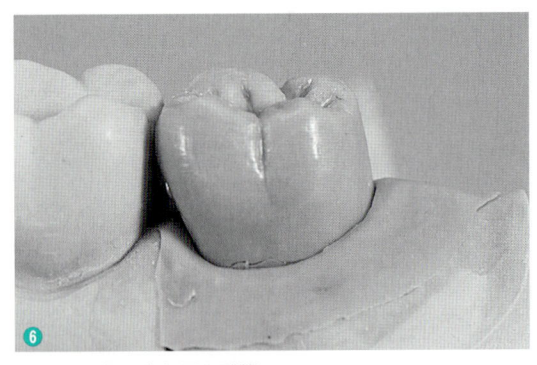

⑥ 最後方臼歯・遠心面の形態
遠心面歯頸部は，プラークコントロールが行いにくい場合がある．遠心面歯頸部からストレートもしくは近心に傾斜させるような形態を与える．

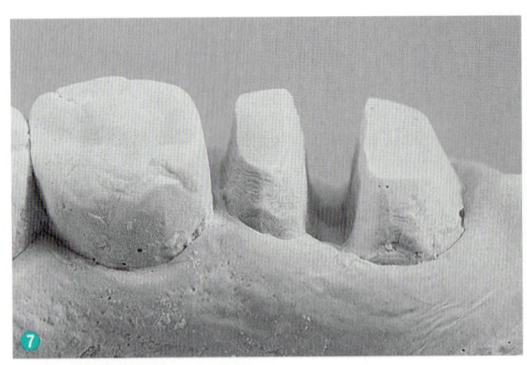

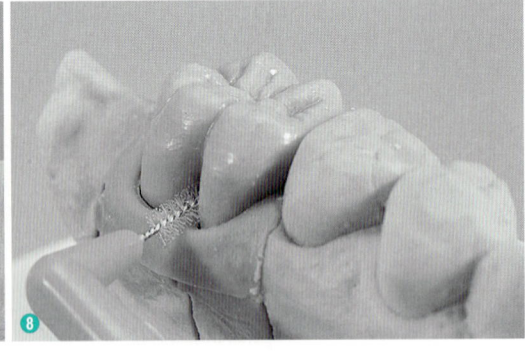

⑦ 歯根分割処置を施した症例
修復物の製作には，特に清掃性を考慮した形態が求められる．歯間ブラシを使用しないと歯間部の清掃は困難である．口腔内でのブラシ挿入方向を考慮した歯冠形態の付与が必要である．咬合面形態は大臼歯や小臼歯を連続した形態として回復する．

④辺縁隆線の高さは均等がとれているか．
⑤スピルウェイの付与は再現されているか．

Keywords クラウン，歯冠部の形成，シェルフォーマー，清掃性

■参考文献
1) 全国歯科技工士教育協議会編：新歯科技工士教本　歯冠修復技工学．医歯薬出版，東京，2013，20〜22．
2) 阿部二郎：みんなでいっしょに歯周補綴　成功する歯科医院改革のために．医歯薬出版，東京，2006，45〜61．
3) 土平和秀ほか：歯科技工別冊／ワックスアップ これからのスタンダード．医歯薬出版，東京，2003，82〜83．
4) 湯田雅士ほか：歯科技工別冊／ワックス・アップ—クラウン・ブリッジを中心に—，医歯薬出版，東京，1978，57〜87．

(雲野泰史)

ブリッジのワックスアップ
ワックスパターンを変形させない！

　ブリッジ製作において良好な適合を得るためには，ワックスパターンに余計な応力をかけないことが重要です．ワックスパターンの変形を防止するための方法を紹介します．

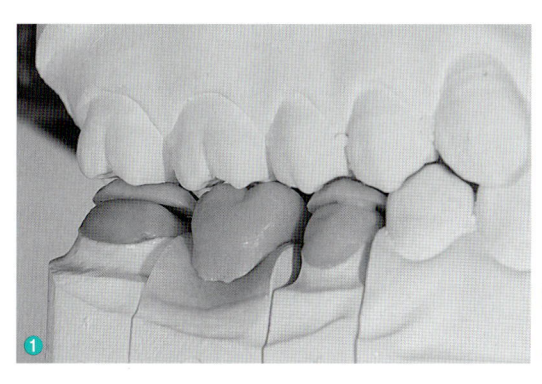

❶ ワックスアップ
ワックス築盛時間の短縮と大量に盛ることによる変形を防止するために，シェルフォーマーを応用して築盛するワックスの量を最小限に留める．咬合面形態は個々の歯に合わせて再度形態修正する．

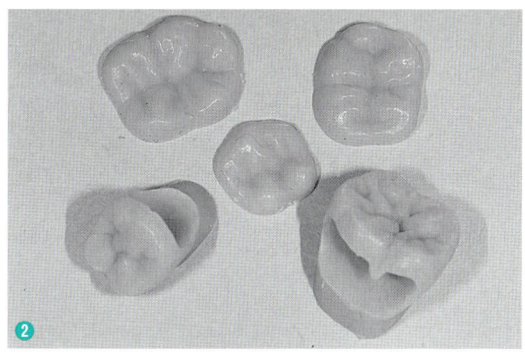

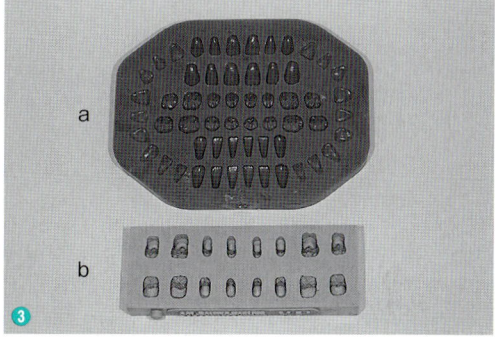

❷❸ ワックスシェルと各種シェルフォーマー
a：シェルフォーマー（ニッシン），b：オクルポンティックフォーマー（デンケン・ハイデンタル）．

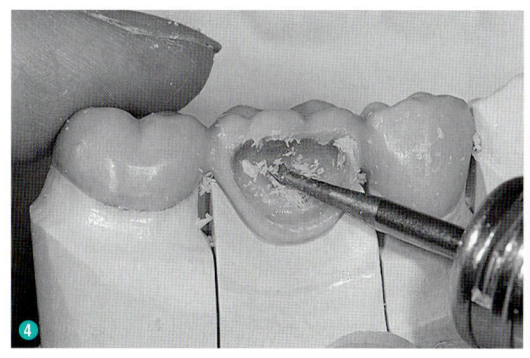

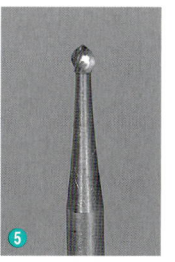

❹❺ ポンティック部の窓開け
形態が完成したら，ラウンドバーなどでポンティック部の窓開けを行う．変形の元となる**余計な熱や力がかからないように注意する**（❹）．ラウンドバーは刃を加工して刃数を半分に減らすと，ワックスが絡まず削りやすい（❺）．

ブリッジのワックスアップ
ワックスパターンを変形させない！

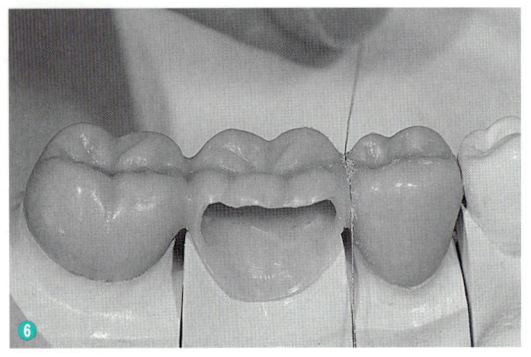

❻ 連結部の切断
マージンの再形成のため，連結部を切断する．切断スペースを最小限にするため，金属製の釣り糸を使用するとよい．

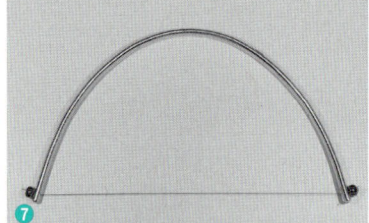

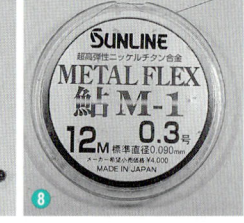

❼❽ 釣り糸を用いた自家製のブリッジカッター
弧の部分はリンガルバー（細）を屈曲して使用している（❼）．釣り糸は細すぎると切れてしまうので，最低でも0.3号程度の太さがよい（METAL FLEX 鮎 M-1，直径0.090 mm，❽）．

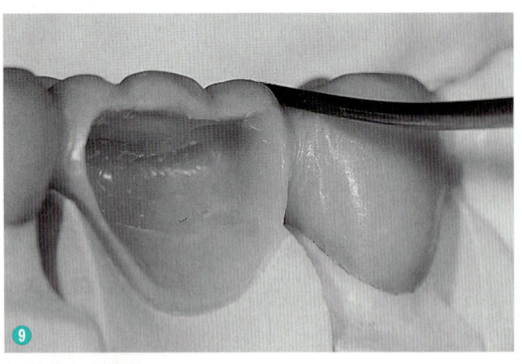

❾ 切断部の再接着
凝固収縮が少ない瞬間接着剤を使用する．細い形成器で少量ずつ瞬間接着剤を流す．

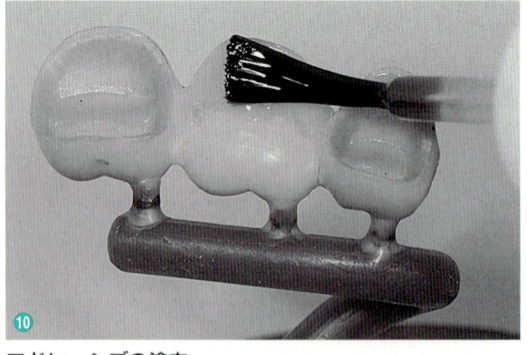

❿ アドヒーシブの塗布
ポンティック基底面や連結部には，アドヒーシブ（リテンションビーズⅡアドヒーシブ，ジーシー）を一層塗布してから埋没する．凹凸が緩和され，研磨がしやすくなる．

Keywords ブリッジ，ポンティック，連結部の形成，シェルフォーマー

（落合絵里子）

スプルーイング
鋳造機の種類によってスプルーの形を変えよう

　真空加圧反転式鋳造では，リングの上下にできる圧力差を利用して吸引しながら押しこむ構造のため，湯口は溶湯で満たされなければなりません．これに対して遠心鋳造では，遠心力によって溶湯を流しこむ構造のため，流れを重視して乱流を起こしにくいスプルーの形状にしなければなりません．それぞれの鋳造機に合わせた一般的なスプルーイングを紹介します．

■真空加圧反転式鋳造

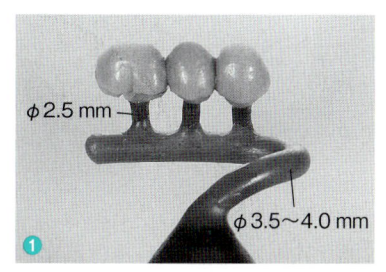

❶ 真空加圧反転式鋳造のスプルーイング
溶湯が鋳込まれる際に十分な圧力を与えるため，しっかり湯口をふさぐことができる彎曲したスプルーイングを行う．

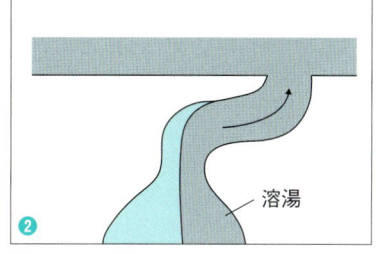

❷ 彎曲したスプルー
スプルーの彎曲部が溶湯で満たされるため，十分な圧を与えることができる．

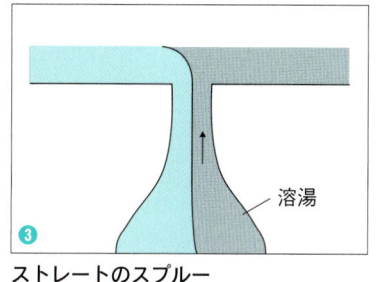

❸ ストレートのスプルー
溶湯がスプルーを満たさないまま流れ込んでしまう可能性がある．この場合，十分に圧を与えることができないため鋳造欠陥が生じる可能性がある．

■遠心鋳造

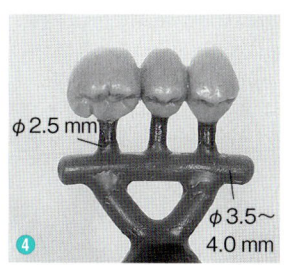

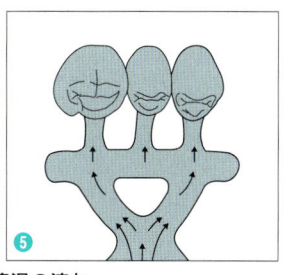

❹ 遠心鋳造のスプルーイングと溶湯の流れ
溶湯がスムーズに流れることを考慮し，直接フォーマーに植立するのではなく，Ｖ字型のランナーバーでスプルーイングを行うと乱流が発生しにくい．

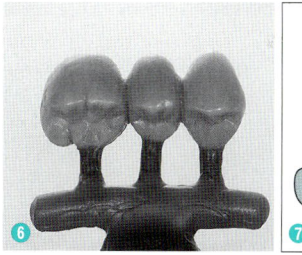

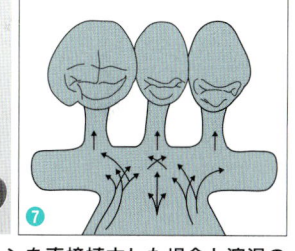

❺

❻ フォーマーにワックスパターンを直接植立した場合と溶湯の流れ
乱流が発生しやすくなる．

❼

Keywords スプルー，真空加圧反転式鋳造，遠心鋳造，溶湯

（杉浦幹則）

埋没
気泡を入れない埋没操作

埋没時の注意点は，下記のとおりです．
①埋没材の真空練和を十分に行う．
②一次埋没では空気を巻き込まないようにバイブレータを使用しながら埋没材を一方向から流す．
③二次埋没時にはリングを傾けながら埋没材を注ぐように行う．

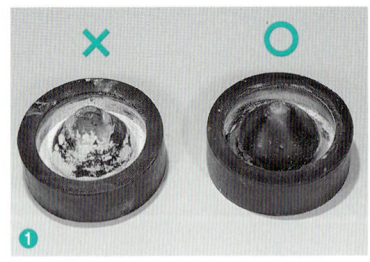

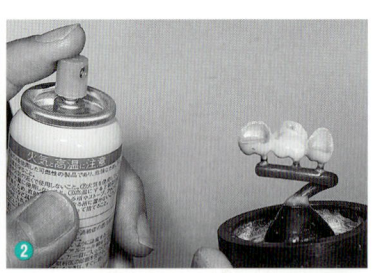

鋳造欠陥の原因とその防止
鋭利な面や埋没材が残っていると巣や面あれの原因になるので，フォーマーはきれいに保つように心がける（❶）．表面活性剤はワックスパターンと埋没材のなじみをよくするが，過剰な塗布はバリや面あれの原因になるので注意する（❷）．

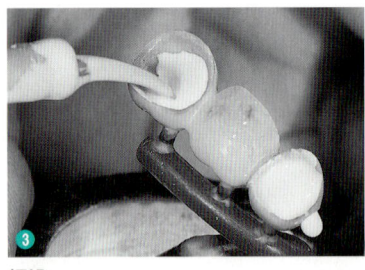

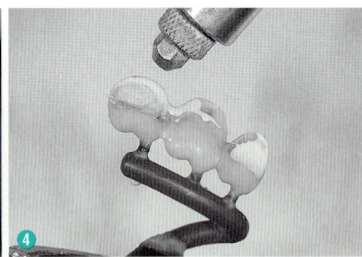

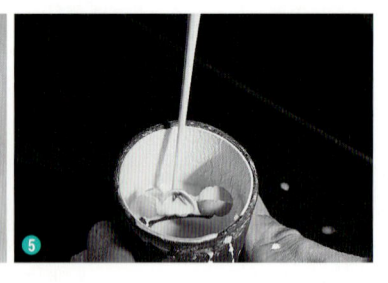

埋没
硬さと形状が適しているため，使用済みの歯科用錬成器具・ミキシングチップⅡ（ジーシー）などを再利用して一次埋没に使用する．埋没材を一方向から流し，ワックスパターンを回しながら空気を巻き込まないように注意しながら一次埋没を行う（❸）．一次埋没後，ワックスパターンが壊れないように，軽くエアを吹くと埋没材がまんべんなく広がる（❹）．埋没材中の細かい気泡を潰すために，なるべく高い位置からワックスパターンに当たらないように埋没材を注ぐ（❺）．

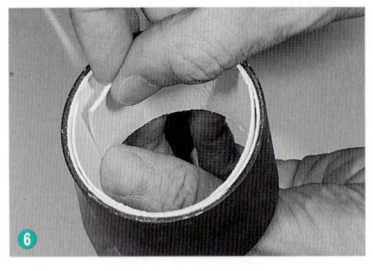

大きなリングの場合
大型のブリッジなどのワックスパターンを埋没する場合，大きな直径のリングを使用する．その際に埋没材が十分に膨張できず適合がきつくなることがある．対策としてキャスティングライナーを二重に巻くことで，埋没材を十分に膨張させることができる．

Keywords 埋没，キャスティングライナー

■参考文献
1) 月刊「歯科技工」編集部編：歯科技工これはタブー，医歯薬出版，東京，1990．
2) 歯科技工別冊／実践力アップ　歯科技工のキーポイント50　クラウン・ブリッジ編．医歯薬出版，東京，1989．

（落合知正）

鋳造
ワックスパターンの肉厚部に注意！

　鋳造欠陥の発生原因には，下記のようなさまざまな要因が考えられます．
・鋳造時の合金融解のオーバーヒート
・鋳造圧の不足
・合金の劣化（酸化，微少添加元素の蒸散）
・異物の巻き込み

　ここでは，鋳造体に肉厚部がある場合に鋳造欠陥の発生を抑える方法を紹介します．

■鋳造機による鋳造欠陥の抑制

　近年では技術の進歩により，高性能の鋳造機が比較的安価で提供されるようになってきています．代表的なものとしては，加圧方法に空気圧および減圧を複合して利用し，合金の融解熱源に抵抗炉や誘導炉を使用するものがあげられます．このような鋳造圧の大きな鋳造機を用いることで，鋳造欠陥のなかでも辺縁の再現性が不完全ないわゆる「なめられ」などは発生しにくくなっていると考えられます．また，減圧下および黒鉛るつぼ内で合金の融解を行うことから，合金の酸化を抑制することもできます．

■ワックスアップにおける鋳造欠陥防止法

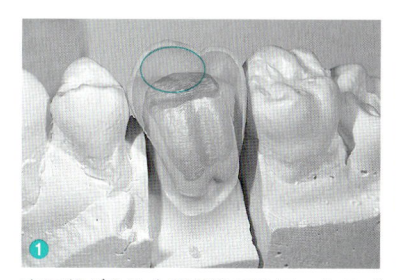

❶ 肉厚部がある全部鋳造冠のワックスパターン
鋳込んだ金属の**冷却速度が遅くなる**ため，該当部分に**鋳造欠陥が生じやすい**．

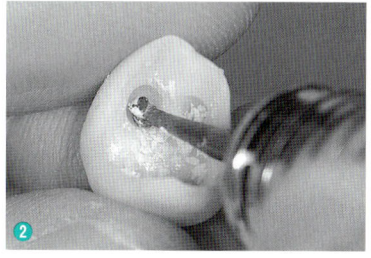

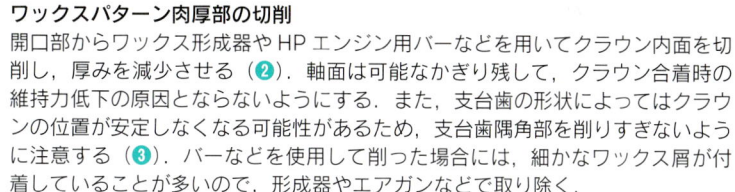

❷ ワックスパターン肉厚部の切削
開口部からワックス形成器やHPエンジン用バーなどを用いてクラウン内面を切削し，厚みを減少させる（❷）．軸面は可能なかぎり残して，クラウン合着時の維持力低下の原因とならないようにする．また，支台歯の形状によってはクラウンの位置が安定しなくなる可能性があるため，支台歯隅角部を削りすぎないように注意する（❸）．バーなどを使用して削った場合には，細かなワックス屑が付着していることが多いので，形成器やエアガンなどで取り除く．

■ワックスパターンの調整

　肉厚部のあるクラウンの支台歯開口部が，HPバーを挿入できないほど細い場合（歯根を分割している場合など）には，クラウンの外面から窓開けを行い，レジン前装を行います．あくまでも鋳造欠陥を防止することが目的なので，開口部は大きく広げず，内部の肉厚部を減少させるように削ります．

　また，担当歯科医とは事前に連絡をとり，了解を得たうえで作業を行うことが望ましいでしょう．鋳造欠陥の発生を防止するために必要な設計であることを理解してもらい，患者さんにもその旨，説明をしてもらいます．

鋳造
ワックスパターンの肉厚部に注意！

■ワックス切削用バーの加工

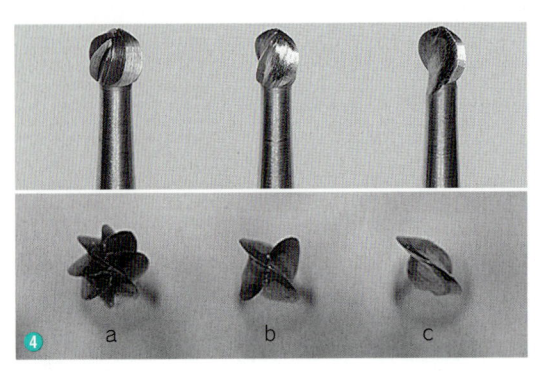

切削用バーの加工
ラウンドバーの刃の枚数を減らすことで，ワックスの目詰まりを生じにくくできる．ディスクなどを用いて，ラウンド形状のスチールバーを加工する．スチールバーであれば，比較的容易に加工できる．ワックス切削用なので，切削能力が低下したバーの再利用で十分である．使用しているワックスの硬さによって削れ具合が変わるので，試行錯誤して使用しやすい形状に加工するとよい．a：加工前8枚刃，b：4/8枚に加工，c：2/8枚に加工．

■チルメタルの応用による鋳造欠陥抑制

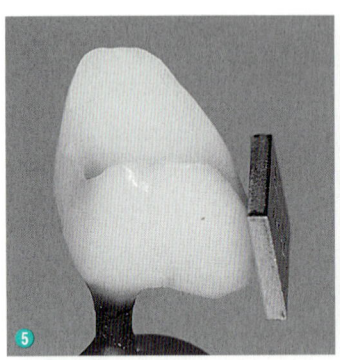

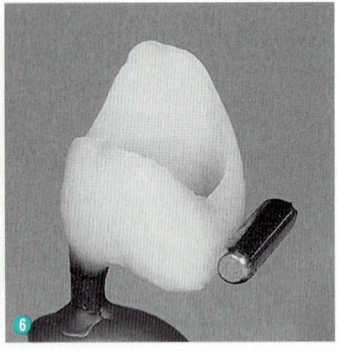

チルメタルの利用
ワックスパターンの肉厚部付近にチルメタル（冷やし金）を付着させて埋没・鋳造することで，冷却が遅れがちな肉厚部分の溶湯の冷却速度を上げることができる．バージンメタルインゴット（❺），歯科技工物を鋳造した際のスプルー部分，シリコーンポイントなどの軸部分（ステンレススチール製，❻）も利用できる．

■埋没時の注意点

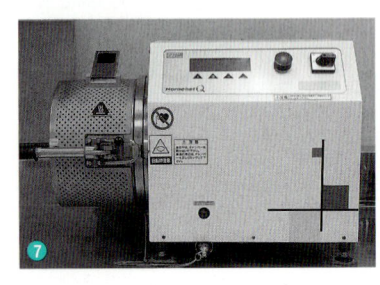

鋳造機の例
筆者らは主に真空加圧鋳造機を使用しているが，鋳造機メーカーの指示に従ったスプルーイングも必要である．埋没の際，鋳造リング内の**ワックスパターンの位置は熱的中心（ヒートセンター）を避ける**ようにする．メインスプルーをヒートセンターに，ワックスパターンをリング外周に近いところに配置する．鋳造リングは，ファーネスから取り出すと外周から冷却が始まる．これを利用して鋳造時の金属の凝固に方向性をもたせることで，**最終的に凝固する部分に発生しやすい鋳造欠陥をメインスプルー部分に発生させ**，鋳造体に発生する欠陥を抑制する．

Keywords ワックスパターンの肉厚部，チルメタル，鋳造欠陥

■参考文献
1) ヘレウスクルツアージャパン　カスタマーサービス　テクニックと材料に関するFAQ：http://www.heraeus-kulzer.co.jp/customer/faq.html

（橘　弘之）

研磨
少ないポイントで効率的に研磨！

研磨は，粗研磨→中研磨→仕上げ研磨の順に行うのが一般的です．それぞれの工程では，さまざまな種類のバーやポイントが用いられ，それなりの作業時間を要します．ここでは可能なかぎり使用するポイントを減らし，効率的に研磨を行う方法を紹介します．

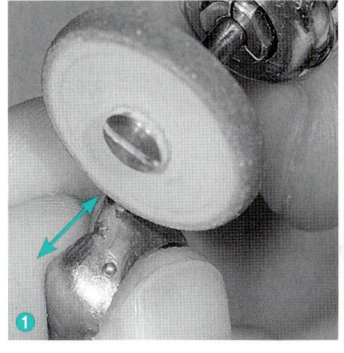

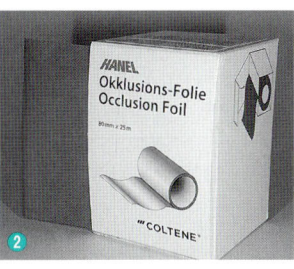

隣接面コンタクトの調整
咬合紙（オクルージョンフォイル，ハネル，❷）を用いて隣接面コンタクトの調整を行う．クラウンを模型に戻したときに浮き上がりがなくなるまで，シリコーンホイールで調整する．回転方向に対して垂直方向に動かすことがポイントである．浮き上がりがなくなったら，弾丸状シリコーンポイント（M2-13，松風）で微調整する．

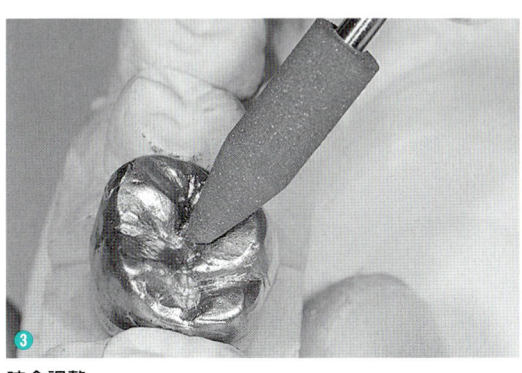

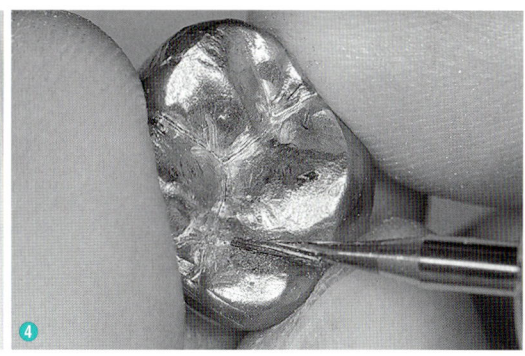

咬合調整
弾丸状のシリコーンポイント（M2-13，松風）の先端をダイヤモンドドレッサーで細くして，咬合調整を行う（❸）．カーボランダムポイントやホワイトポイントを用いると面が粗糙になり，研磨に時間がかかるため使用しない．使い古して切れ味が落ちたラウンドエンドフィッシャーバー（カーバイドバー，1168あるいは1170，エメスコ）で溝を削り，さらに周りを開くように削る（❹）．使い古したバーを使うことでバーが滑りやすく，溝につやが出る．溝の周りを広くすることで，後に研磨しやすくなる．

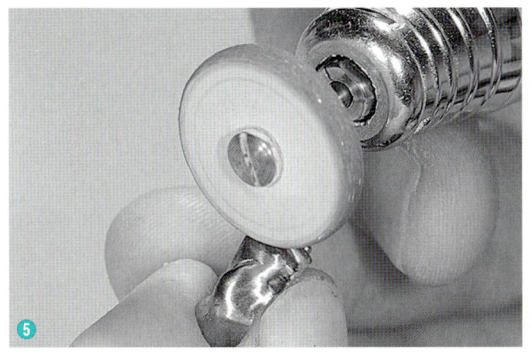

大きな面の研磨
外周軸面などの大きな面は，シリコーンホイール（ウルトラポリッシャー，モリタ）で研磨する．大きなホイールで研磨することによって面が均一になり，研磨面が波打ちしにくい．

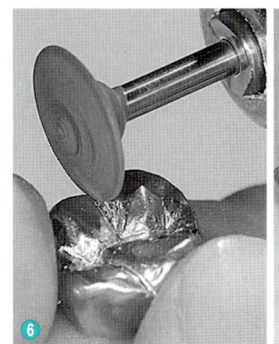

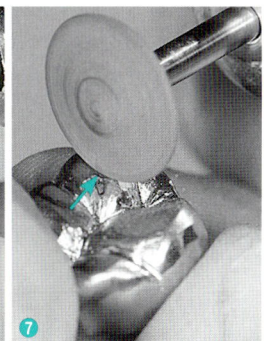

溝の研磨①
そろばん状のシリコーンポイント（M2-10，松風）をダイヤモンドドレッサーで薄く整え，直線になっている溝を研磨する（❻）．さらにシリコーンポイントを溝から内斜面へ移動させながら研磨する（❼）．

■ 研磨
少ないポイントで効率的に研磨！

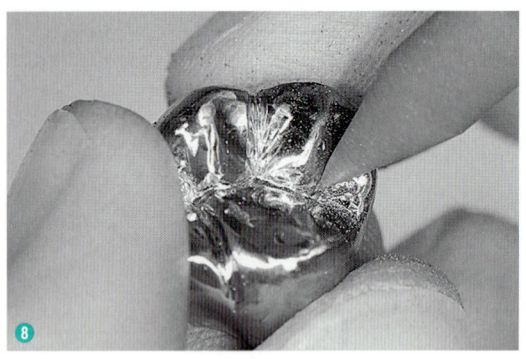

❽ 溝の研磨②
シリコーンホイールやそろばん状のシリコーンポイントで研磨できなかった部分は，先端を細く整えた弾丸状のシリコーンポイント（M2-13）で研磨する．

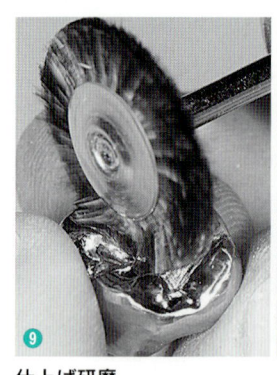

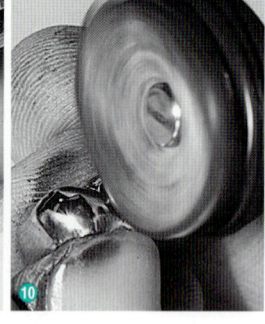

❾❿ 仕上げ研磨
研磨剤をブラシにつけて研磨する．咬合面は，溝の方向に沿ってロビンソンブラシ（No.11，バッファロー）で研磨する（❾）．最後に全体を皮バフ（チャモイスホイール，サンケイ）で研磨する（❿）．

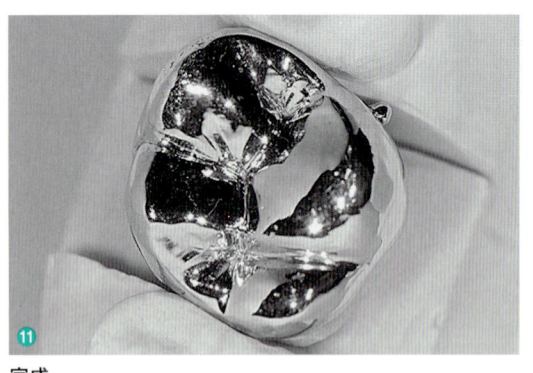

⓫ 完成
超音波洗浄器やスチームクリーナーを用いて，補綴物と模型を洗浄して完成．

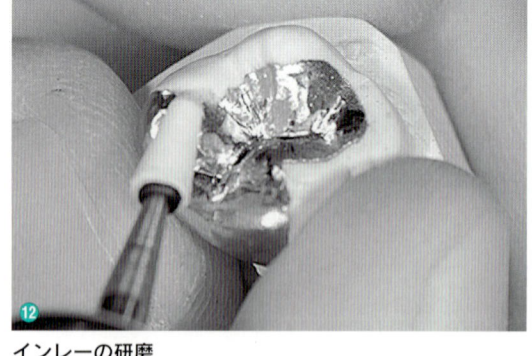

⓬ インレーの研磨
マージンが厚く，歯質と段差がある場合など，必要に応じてバーニッシュを行う．ホワイトポイント（ホワイトポイント60，松風）を低速で回転させ，マージン部に押し当てるように削ってマージンを薄くすると，口腔内に装着されたときに歯質との段差が少なくなる．模型を傷つけないように注意する．

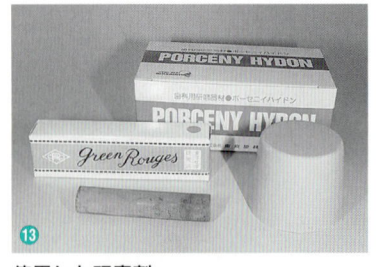

⓭ 使用した研磨剤
（左から）グリーンルージュ（東洋化学研究所），ポーセニイハイドン（東京歯材社）．

Keywords 隣接面コンタクトの調整，咬合調整，仕上げ研磨

（坂本奈々子）

硬質レジンの築盛①
色調はデンティンペーストの量で決まる

　硬質レジンの築盛において経験が浅い歯科技工士が起こしがちなミスは，形態修正中にデンティン層が出てしまう，また逆に，エナメル層が厚くなり目標のシェードより白くなってしまうことが大部分を占めます．どちらも**デンティンペースト築盛の過不足**によるものです．

　本法を実践することで，このようなミスが減少し，速くそして正確にレジンを築盛できます．

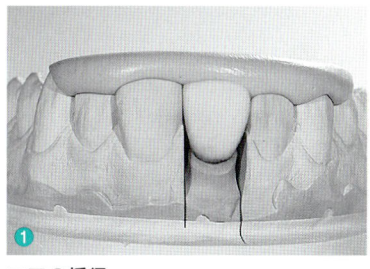

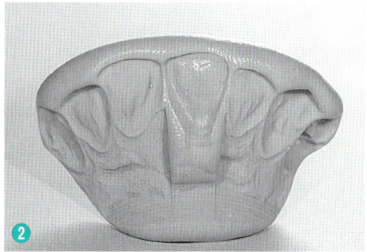

❶❷ コアの採得
ワックスアップ完成後，舌側コアをとる．

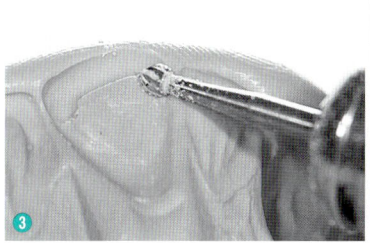

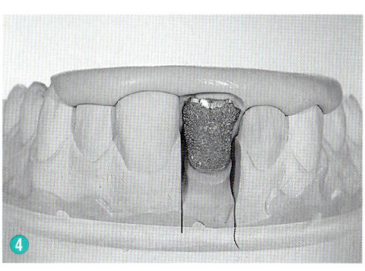

❸❹ コアの調整
レジンの研磨しろを確保するため，切縁部をラウンドバーなどで削っておく．
研磨しろ：補綴装置の最終的な仕上げ研磨に至るまでに削除される部分．

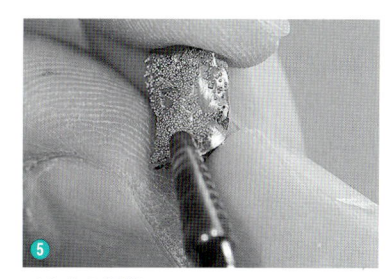

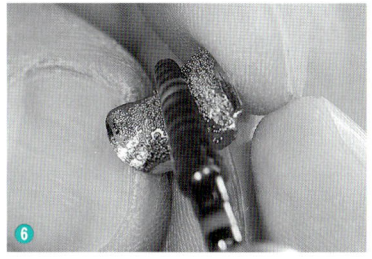

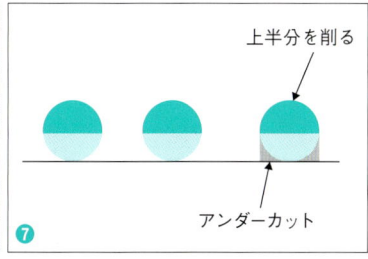

❺ メタルの調整

❻❼ リテンションビーズの調整
リテンションビーズのアンダーカット部分のみを残して上半分を削り取る．①築盛スペースの確保，②オペークの乗りが悪い球の頂点を削りオペーク塗布回数を減らす，などのメリットがある．

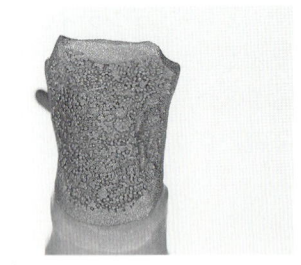

⑧ サンドブラスト処理
2気圧で行う．

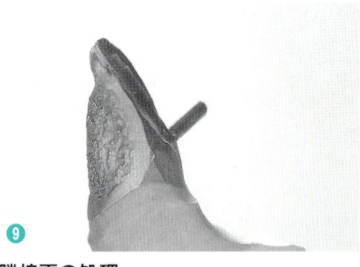

⑨ 隣接面の処理
隣接面の1/2までインビジブルメタルマージンで仕上げる．その後，プライマー処理を行う．

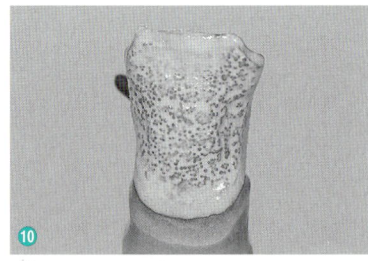

⑩ プレオペークの塗布
リテンションビーズのアンダーカットが埋まる程度に薄く塗布する．

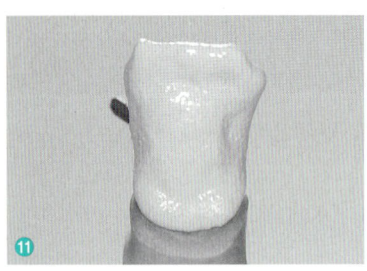

⑪ オペークの塗布
オペークレジンは重合しにくいので3～4回に分けて塗布する．

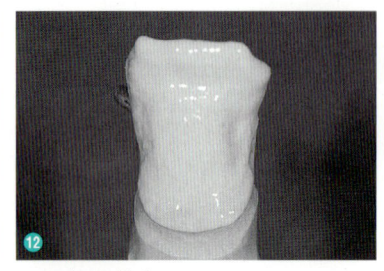

⑫ ステインの塗布
歯頸部のオペークの反射を抑えるために塗布する．ごく薄くでよい．

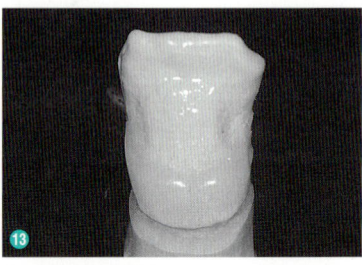

⑬ サービカルの塗布
歯頸部側1/3に移行的に塗布する．

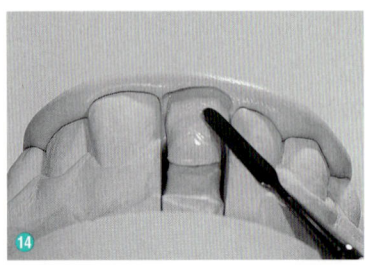

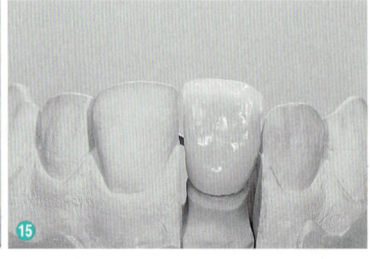

⑭ エナメル壁の築盛
コアを使ってエナメルで指状構造築盛のための壁を作る．

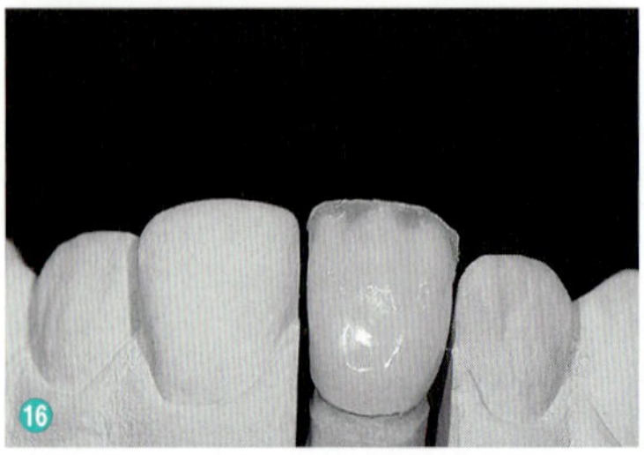

⑮ デンティン築盛
指状構造を付与する．近心は細くストレートに，中心は太く，遠心は細く中心に向かって彎曲させる．

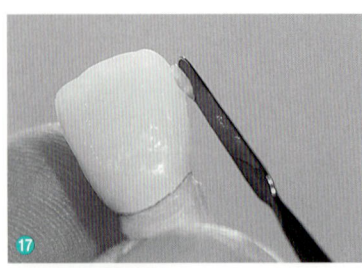

⑰ エナメルで形態回復
研磨しろを考慮して，一回り大きくエナメルを築盛する．

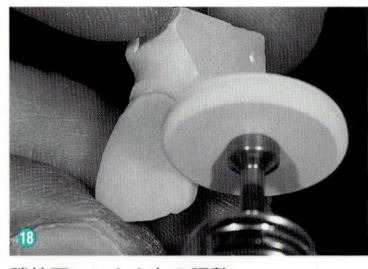

⑱ 隣接面コンタクトの調整
隣接面コンタクトをシリコーンホイールで調整する．

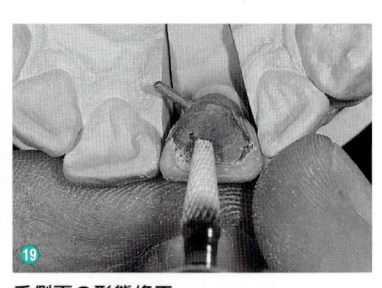

⑲ 舌側面の形態修正
カーバイドバーを用いて，切縁の舌側から誘導（前方運動，側方運動）などを確認しながら形態修正を行う．

硬質レジンの築盛①
色調はデンティンペーストの量で決まる

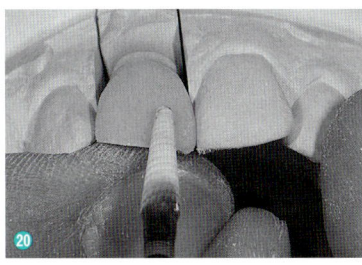

⑳ 唇側面の形態修正
隣接面をよくみて豊隆を合わせると，切縁の長さも自然と合ってくる．

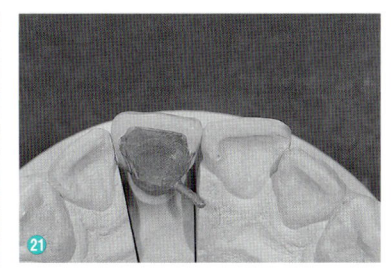

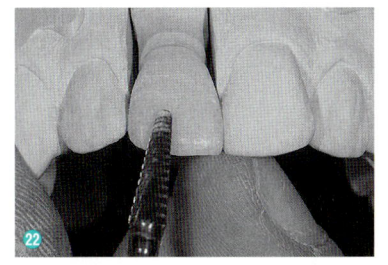

㉑ 形態修正完了

㉒ 表面性状の付与
隣在歯を参考に表面性状を付与する．

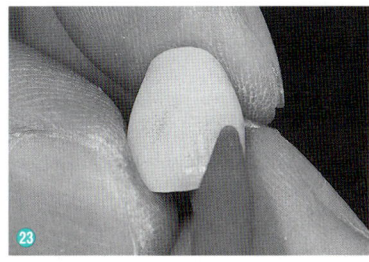

㉓ 中研磨
シリコーンポイントを用いて中研磨を行う．

㉔ つや出し研磨
布バフでつや出し研磨を行う．

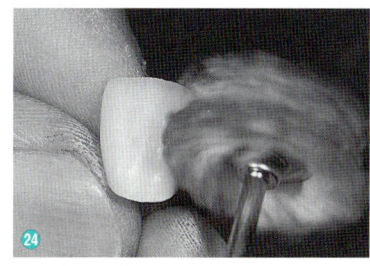

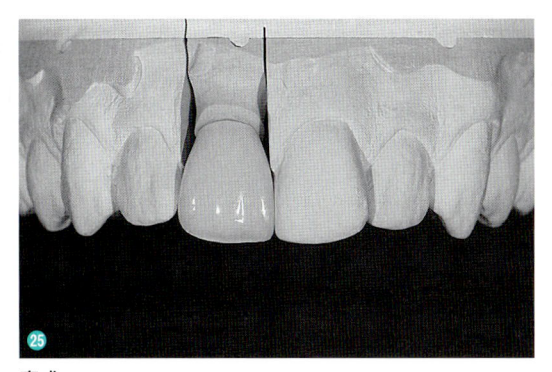

㉕ 完成

Keywords 硬質レジンの築盛，硬質レジンの形態修正，硬質レジンの研磨

■参考文献
1) 日本歯科技工学会編：歯科技工学用語集．医歯薬出版，東京，2011．

(山澤武司)

硬質レジンの築盛②
経験不足を補う単層築盛による前装冠の製作

　硬質レジン前装冠は，通常のサービカル，デンティン，エナメルの三層構造を築盛しますが，専用のボディレジンのみを築盛し，形態修正後はステインのみでカラーリング，つや出しまでを行うシステムが発売されています（セシードN，クラレノリタケデンタル）．複雑な内部構造の再現が必要ないため，経験が浅い歯科技工士でも簡単に色調再現が可能です．

　複雑な色調再現を必要としない症例などでは，このような材料を使用することも，一つの方法でしょう．

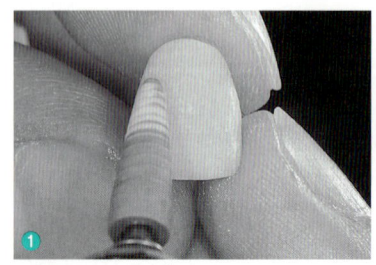

❶ 前処理
ボディレジンを築盛・重合後，形態修正を行い，ミニコーンを用いて前処理を行う．

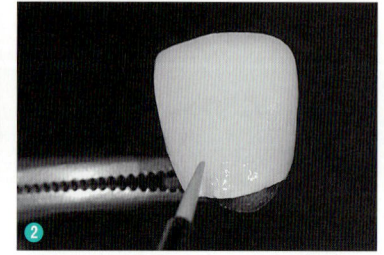

❷ プライマーの塗布
専用プライマー（カラーコートプライマー）を用いて処理後，ステイン材（カラーコートA＋）を用いて色づけを行う．目標の色になるまで塗布する．

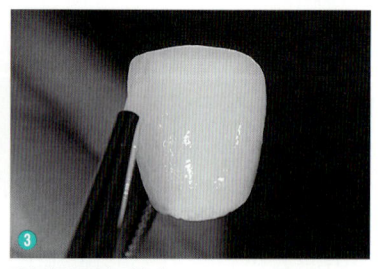

❸ 表面滑沢剤の塗布
表面滑沢剤（カラーコートクリアー）を塗布する．

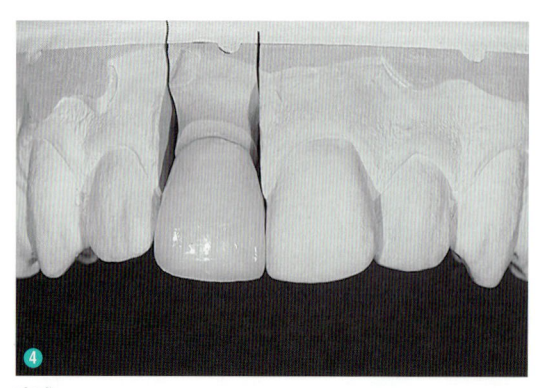

❹ 完成

Keywords 硬質レジンの単層築盛

（山澤武司）

3章 小児歯科技工・矯正歯科技工ほか

アダムスのクラスプ
半萌出歯でも使えるアダムスのクラスプ

　アダムスのクラスプには多くの長所があるため，小児歯科や矯正歯科における可撤式装置の支台装置として，臨床で多くのケースで用いられており，萌出途中の歯（半萌出歯）にも応用されます．

　特に歯列最後方歯（3歳頃の第二乳臼歯，6歳頃の第一大臼歯，12歳頃の第二大臼歯）の萌出途中（半萌出）の歯においては，近心の萌出はほぼ完了していても，遠心の萌出が未完了の場合があります．このような場合，アダムスのクラスプの基本形である「近遠心両方にアローヘッド」を設定することが困難なため，**近心側のみにアローヘッドを設定し，遠心側は単純鉤の形状にして使用することが多くあります．**

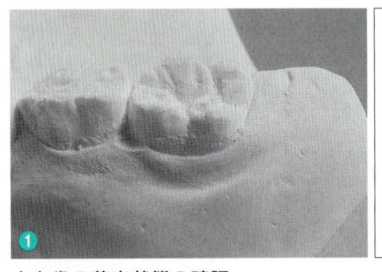

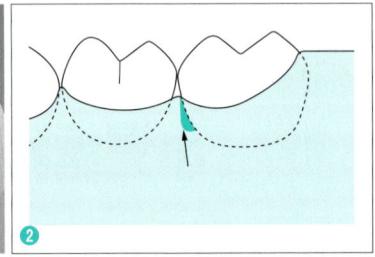

支台歯の萌出状態の確認
アローヘッドを適合させる支台歯の近心側の萌出状態を確認する．アンダーカットが不足している場合は歯肉部の削除調整を行い，支台歯の歯冠を形成する．

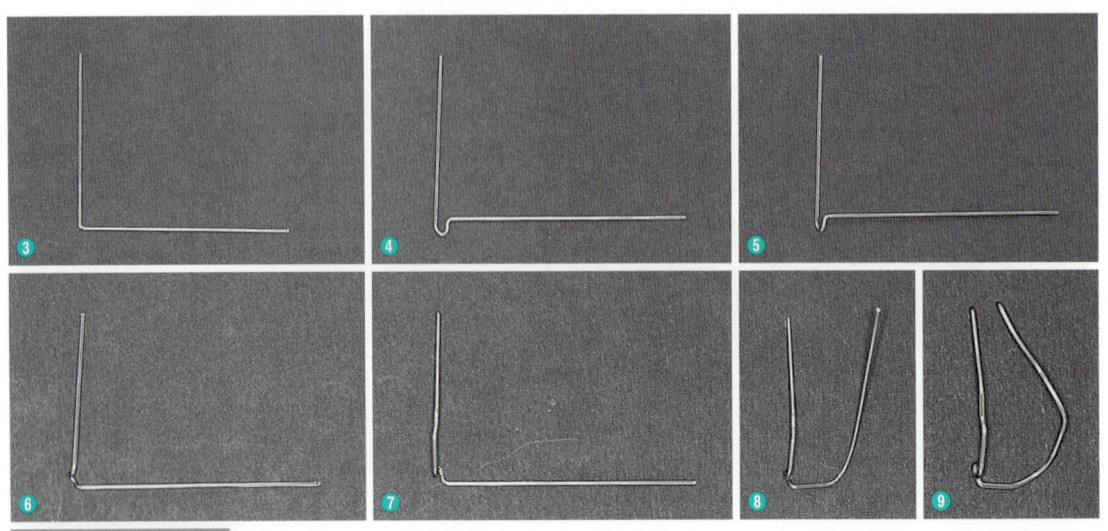

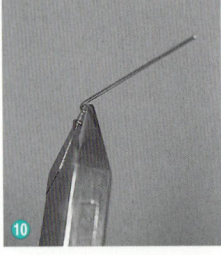

アダムスのクラスプの屈曲手順
ブリッジとアローヘッド，脚部を直角に屈曲する（❸）．近心部歯冠アンダーカットに適合させるアローヘッドを平面上で屈曲する（❹）．アローヘッドを支台歯の近心アンダーカットに適合できるように屈曲する．このとき，ブリッジとなる部分が支台歯と接触しないように屈曲する（❺，❻，❿）．アローヘッドから脚部の屈曲を行う（❼）．支台歯近遠心中央部付近から徐々に支台歯に適合させるようにし，支台歯遠心隅角部から単純鉤の形状に屈曲する（❽）．単純鉤部の脚部屈曲を行う（❾）．

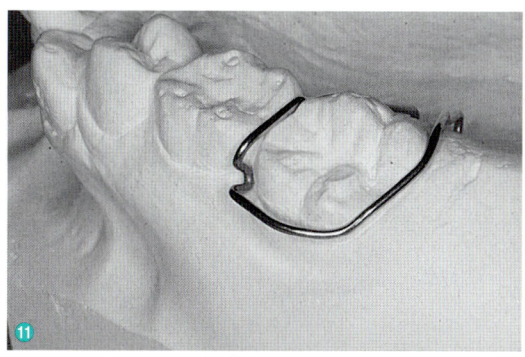

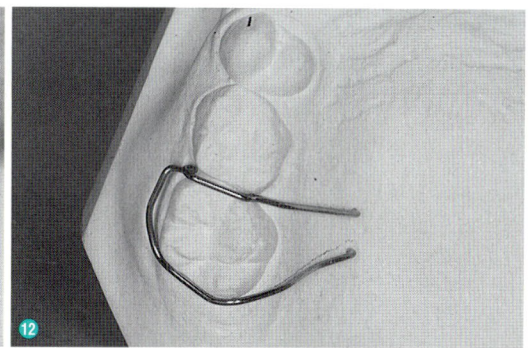

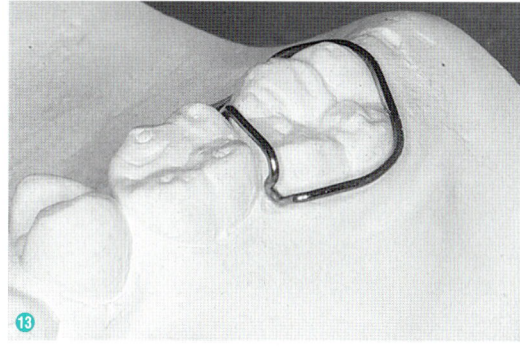

完成
近心側のみにアローヘッド，遠心側は単純鉤の形状として，脚部先端は粘膜面に対して直角になるように屈曲する．

Keywords アダムスのクラスプ，半萌出歯，作業用模型の調整，アローヘッド

■参考文献
1) Adams, C.P., 菊池　進 訳：アダムス　可撤式矯正装置の製作法．医歯薬出版，東京，1981，58～71．
2) 全国歯科技工士教育協議会編：新歯科技工士教本　小児歯科技工学．医歯薬出版，東京，2006，63．

（尾﨑順男）

矯正用レジンの添加
それぞれの成形方法の利点を活かした矯正用レジンの築盛

■矯正用レジンの種類

　矯正用レジンは多くの種類が市販されていますが，操作性は各メーカーによって異なります．流動性を高め歯間や模型とワイヤーの間の細かい隙間にもレジンがいきわたりやすくしたもの，逆に流動性を低くして賦形性を高め立体的な築盛をしやすくしたものなどがあります．また，硬化時間にも違いがあります．硬化時間が長ければ操作時間に余裕ができ，アクチバトールのようなレジンの容積が大きい装置でも，一度の作業で築盛することができます．これらの操作性を理解しておくことで，製作する装置によって使用するレジンを使い分け，より効率のよい矯正歯科技工が可能となります．

■矯正用レジンの成形方法

　矯正用レジンの成形方法には，積層法，スプレッド法，混和法などがあります．なかでも積層法やスプレッド法がよく選択されます．

　積層法（ふりかけ法） は，液と粉を交互に直接模型上にふりかける方法で，細部にもレジンが浸透しやすく，模型と維持装置の脚部（ワイヤー）などの狭い間隙にも容易にレジンを築盛できます．一方で一度にレジンを広範囲に厚く盛り上げる場合には時間がかかり，最初に築盛した部分と最後に築盛した部分の硬化時間に差が生じることもあります．矯正用レジンの重合は，気泡を減少させるために通常は加圧下で行います．しかし，硬化が始まってからでは十分な効果が得られません．気泡のないレジン床を製作するためには，築盛に時間をかけずに，レジンが軟らかいうちに成形を完了させ，加圧しなければなりません．

　スプレッド法 は，成形時間を短縮することを目的に考案された方法で，ラバーカップ内で液と粉

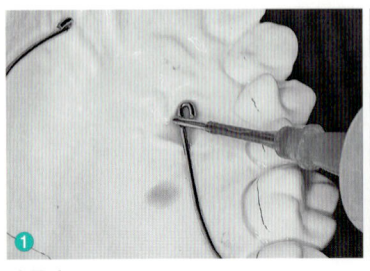

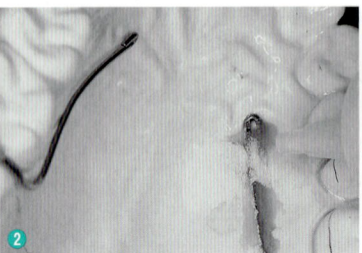

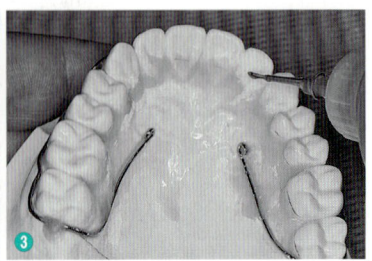

積層法
まずは積層法による築盛を行う．複雑な部分から築盛を行う．最初に液を滴下する（❶）．一度に多量の粉をふりかけると気泡の原因になる（❷）．歯頸部などの細部も築盛を行う（❸）．

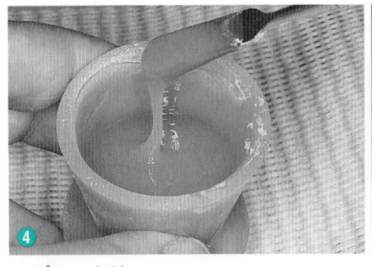

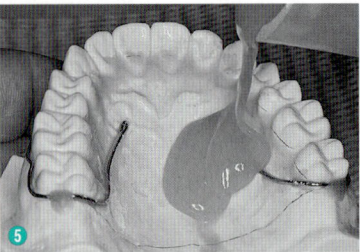

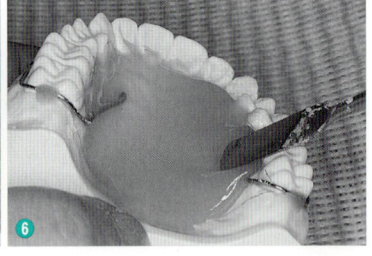

スプレッド法
次にスプレッド法による築盛を行う．気泡を巻き込まないように液と粉を静かになじませる（❹）．ペースト状になったら適量を模型に盛りつける（❺）．レジンを塗り伸ばして形態を整える（❻）．

を混和してペースト状になったところで模型に塗り拡げて成形を行うため，すばやく広範囲にレジンを築盛することができます．また，ペースト状のため，咬合面上までレジンで覆うような場合でも容易に築盛できます．

とろみのある状態でレジンを築盛するため，模型とワイヤーの間など狭く複雑な部分は，レジンが軟らかいうちに築盛を行わなければワイヤー周囲にレジンが回り込まなくなるので，注意が必要です．

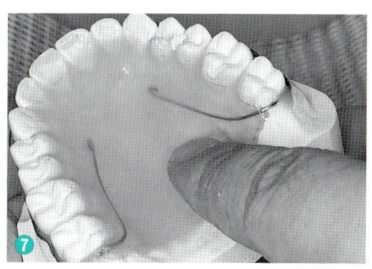

❼ レジンの形成
指を使うと厚みを均等に整えやすい．

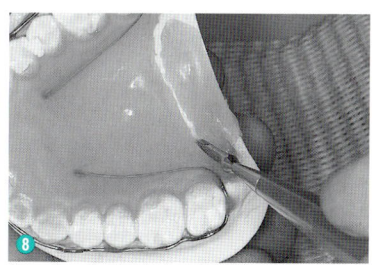

❽ 余剰レジンの削除
外形に合わせて余剰なレジンを取り除く．

❾ 完成
圧をかけ重合を完了する．

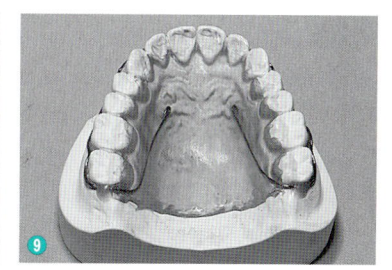

ここでは，積層法とスプレッド法を併用したレジンの築盛法を紹介しました．**積層法によってワイヤー周囲と歯間部分にレジンを築盛し，広い範囲はスプレッド法によって築盛を行うことで**，より短時間で必要な形態にレジンを成形することができます．

Keywords 積層法，ふりかけ法，スプレッド法，矯正用レジンの築盛

■参考文献
1) 矢野由人ほか：常温重合レジンの新しい成形方法（スプレッド法）．歯界展望，47（5）：739〜744，1976．

（宇都宮宏充）

可撤式装置の床部の研磨
ペーパー研磨が鍵

矯正装置の製作では，レジンの適合性や操作時間の短縮などの利点から，主に矯正用常温重合レジンを用いるケースが多くあります．しかし，矯正用常温重合レジンの研磨を有床義歯の研磨に準じて行うと，外形線の不足やレジン床の変形，レジン床の厚み不足などを起こしやすくなります．通常は特に詳しくは記載されていない，矯正装置におけるレジン床部の研磨のポイントを紹介します．

■形態修正

外形線に合わせて形態修正を行いますが，粘膜部床縁では，床部の厚みを維持し，鋭利にならないように注意します．作業用模型上に装置を装着したまま形態修正を行うと，外形線に合わせやすい場合があります．また，咬合平面を参考に装置後方から観察し，床上縁全体が咬合平面と平行になるようにすると，審美的にもよく仕上がります．さらに，維持装置には矯正用線が多く用いられているため，レジン床と維持装置の移行部に注意しなければなりません．

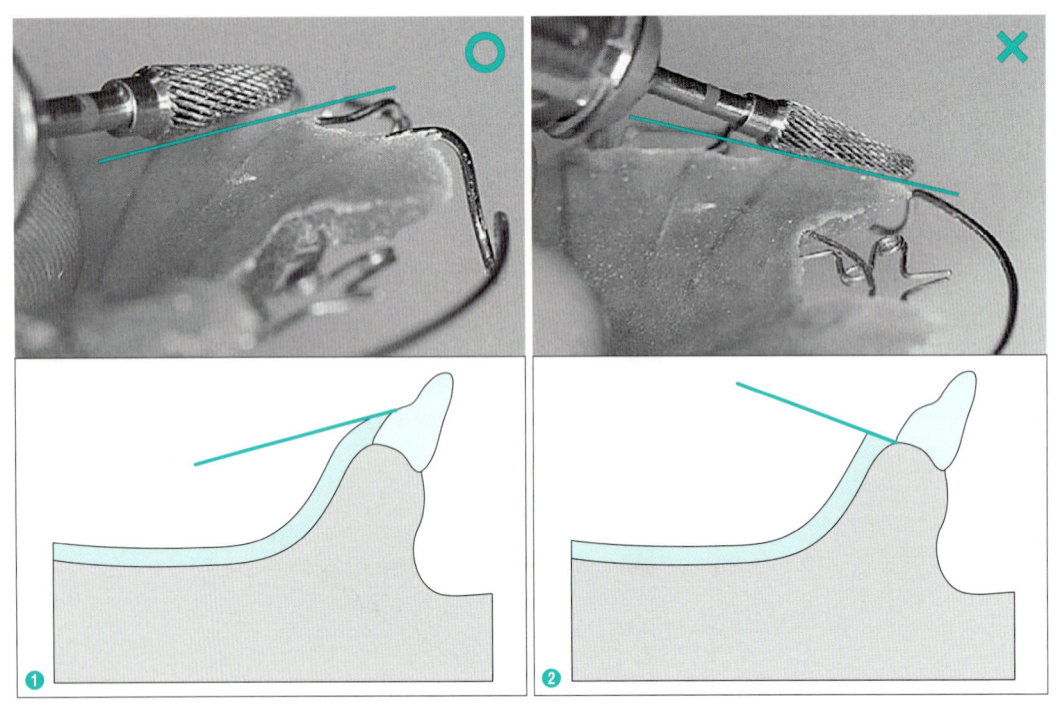

形態修正
①よい例：カーバイドバーの角度が歯面と移行的であるため，不潔域をつくらず舌感もよい．
②悪い例：カーバイドバーの角度は歯面と段差ができているため，不潔域ができやすく舌感が悪い．

■粗研磨，中研磨

　形態修正後，粗研磨，中研磨を行いますが，矯正装置の場合は主に，レジン形成に積層法（ふりかけ法）を用いるケースが多く，床表面自体が石膏や印象材などに接していないため，レジン形成した面が比較的きれいに形成されています．そのため，その面を活かし，全体に一層軽く研磨します．その際，レジン床部の広い面では，大きめのシリコーンポイントなどの側面を利用してできるだけ一面になるように研磨を行います．また，歯面との移行部や歯間乳頭，さらに維持装置などの細かい箇所では，鋭利な部分ができないように研磨を行います．さらに各種シリコーンポイントを用いなくても，レジン形成時に均一にレジン添加できた場合は，**ペーパー研磨**などを行えば十分です．

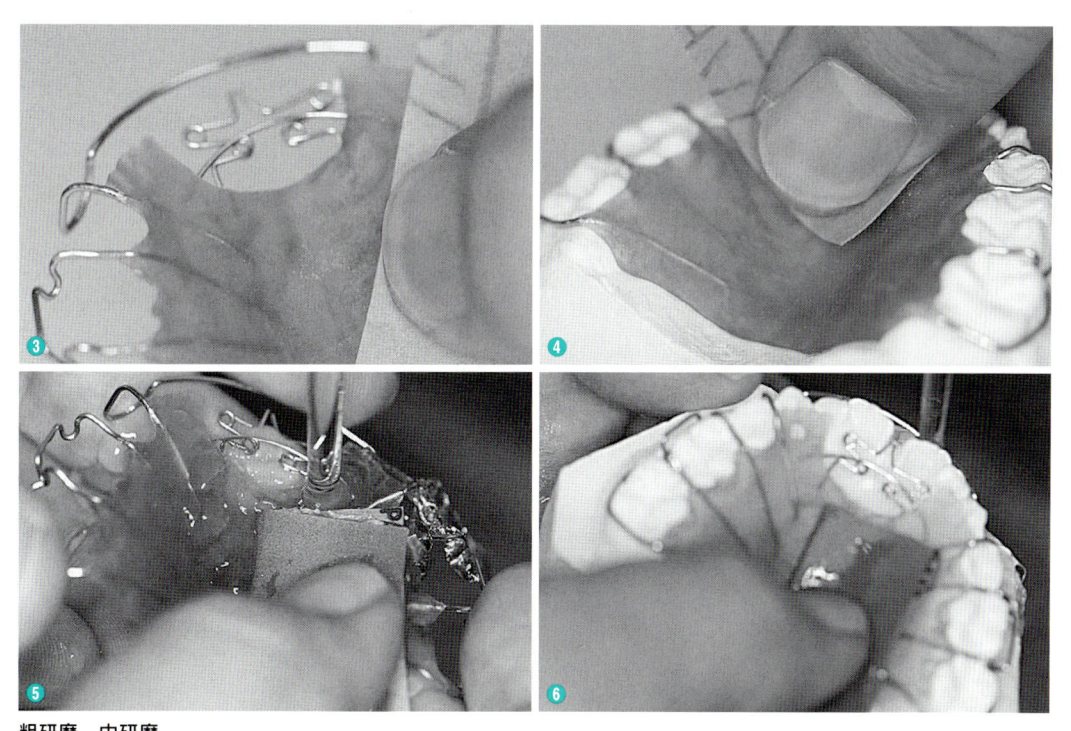

粗研磨，中研磨
#180のサンドペーパーを用いて指で床全体をこするように行う（❸，❹）．次に#1200の耐水ペーパーを用いて，一面になった床全体を流水下で研磨する（❺，❻）．その後，つや出し研磨を行う場合もある．ペーパー研磨では，レジン床に熱が加わりにくいため，レジン床自体の摩擦熱による変形が最小限に抑えられる利点がある．

可撤式装置の床部の研磨
ペーパー研磨が鍵

■レーズ研磨

❼ ❽

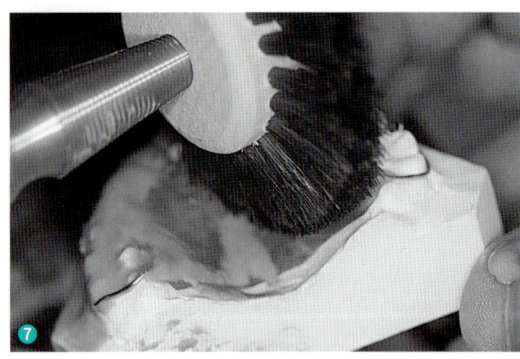

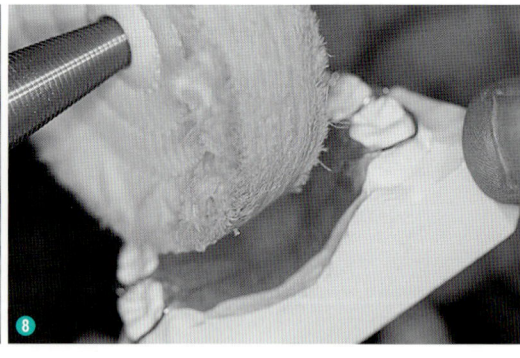

レーズ研磨
レーズ研磨では，装置の変形・変色に注意しなければならない．特に矯正装置などは，維持装置が大きいケースやレジン床の厚みが薄いケースなどでは，レジンの破損や摩擦熱による変形・変色などが考えられる．
レーズ研磨，つや出し研磨を行う際は，作業用模型上に矯正装置を装着した状態で行うことで，矯正装置の変形などが抑えられ，床上縁などの適合性が得られやすくなる．しかし，模型上に装置を装着したままの研磨であるため，作業用模型の破損，また，変形防止による安心感などからブラシの当てすぎなどに注意する必要がある．

■粘膜面の研磨

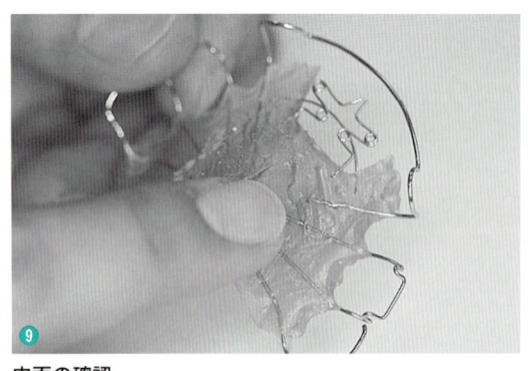

❾ ❿

内面の確認
粘膜面は口腔内の粘膜に直接接するため，指で触って痛いところがないか確認しながら凸部をシリコーンポイントなどで除去し，その後，全体に一層レーズ研磨を行う．特に床上縁は厚みが薄いため，破折や歯面との間に隙間ができてしまうので，研磨しすぎないように注意する．

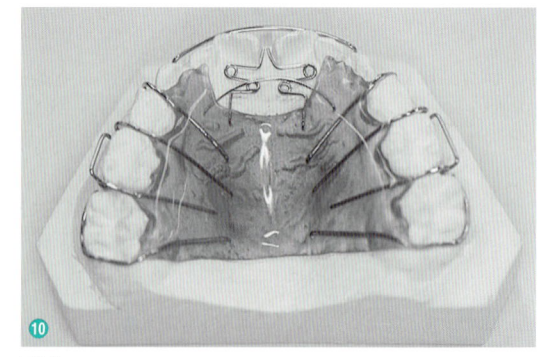

完成

作業用模型上で研磨を行う場合は，模型を傷めてしまう可能性があるので，事前に歯科医師と相談，承諾を得たうえで行う必要があると考えますので注意してください．

Keywords 可撤式装置，形態修正，ペーパー研磨，粘膜面の研磨

■参考文献
1）全国歯科技工士教育協議会編：新歯科技工士教本　矯正歯科技工学．医歯薬出版，東京，2006．

（横山和良）

固定式矯正装置の鑞付け
鑞付けは基本と工夫で！

　矯正歯科や小児歯科で用いられる固定式装置において，維持バンドや乳歯用既製金属冠と矯正用線の鑞付けは，臨床において多く行われています（以下，維持バンドを中心に記す）．

　作業用模型上で行う維持バンドと矯正用線との鑞付けは，重要な技工操作です．しかし，鑞付け作業で鑞が流れなかったり，逆に不要な部分にまで流れてしまうことがあります．

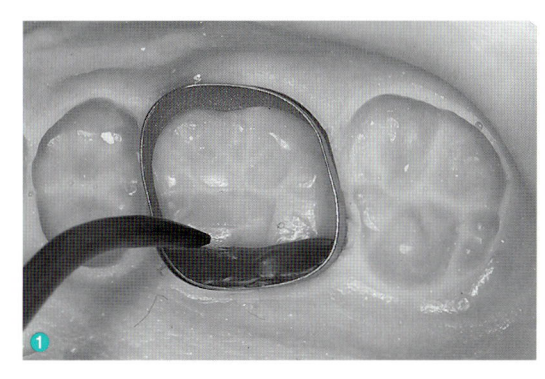

①維持バンドの鑞付け部内面には，模型材注入前にワックスを流しておく
　鑞付け部の維持バンド内面が直接模型と接していると，鑞付け部を加熱しても熱は模型に吸熱されてしまって鑞付けできない．このため，模型に直接熱が伝わらないように，印象内に模型材を注入する前に鑞付け部の維持バンド内面にワックスを流しておき，鑞付け前にそのワックスを流蠟する．このワックスを流す作業を忘れたり，ワックスの量が不足して模型材と維持バンド内面との間隔が少ない場合には，鑞付け作業前に，彫刻刀などで維持バンド内面と模型材との間隔を十分に調整する．

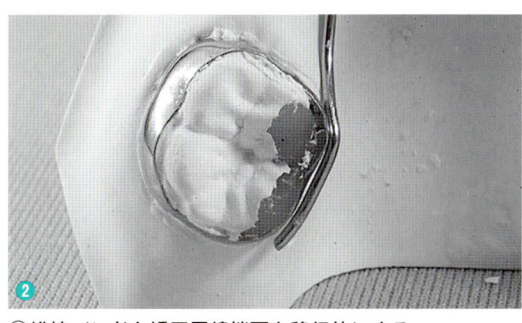

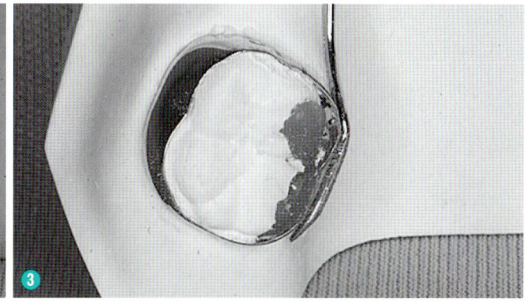

②維持バンドと矯正用線端面を移行的にする
矯正用線の端面をニッパなどで切断したまま（❷）で鑞付けを行うと，矯正用線の端面に鑞が流れにくく，維持バンドと鑞の境目が出やすくなり，食物残渣などによってこの箇所が不衛生になることがある．このため，矯正用線の端面は維持バンドと移行的にしておく（❸）．

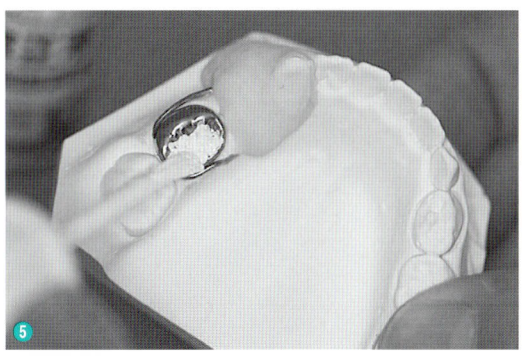

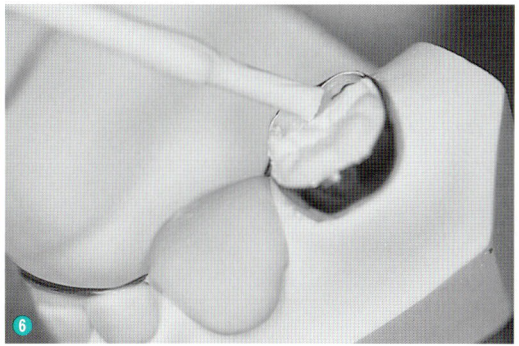

③不要な部分には鑞を流さない
不要な部分に鑞が流れてしまうことは，その後の作業時間を長くするだけではなく，装置そのものが使用できなくなる可能性がある．このため，鑞が流れることを防止する目的でアンチフラックスの使用も一法である．アンチフラックスとして市販の修正液を用いる方法もある．鑞付け作業前に維持バンドの内面や乳歯用既製金属冠の咬合面などに塗布しておくことで，不要な部分に鑞が流れることを防止できる．

固定式矯正装置の鑞付け
鑞付けは基本と工夫で！

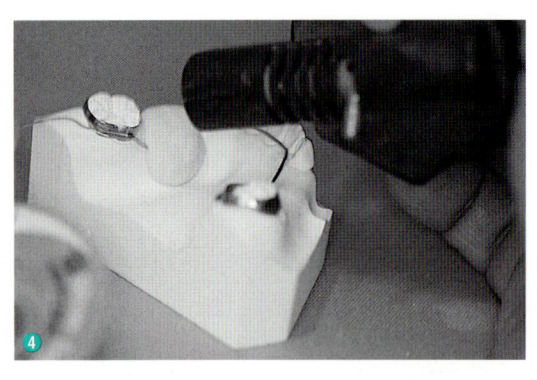

④鑞の流れる方向に注意する
鑞は温度勾配（温度の低いところから高いところに向かって）と鑞の自重方向に流れる．自在鑞付けを行っていると忘れがちになるが，模型の角度と炎の位置・角度に注意しながら行う必要がある．

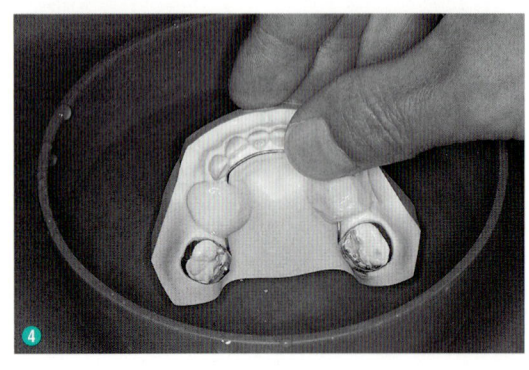

⑤鑞付け後は急冷する
矯正用線の多くは，加工硬化によって必要な硬さや弾性が与えられている．このため，できるだけ短時間で鑞付け作業を行い，矯正用線が焼きなまらないようにすることは当然であるが，鑞付け後に急冷処理を行うことも，焼きなましを防止する方法の一つである．

Keywords 矯正装置の鑞付け，作業用模型上での鑞付け，自在鑞付け，アンチフラックス

■参考文献
1) 全国歯科技工士教育協議会編：新歯科技工士教本　歯科理工学．医歯薬出版，東京，2013，146．
2) 全国歯科技工士教育協議会編：新歯科技工士教本　小児歯科技工学．医歯薬出版，東京，2006，51〜53．

（尾﨑順男）

ホワイトニング用カスタムトレー
ホワイトニング用カスタムトレーをつくろう

　近年技工物としての需要が増えているホワイトニングのカスタムトレーには，歯列のみを覆うスキャロップ型と歯肉までを覆うガムカバレッジ型があります．

　両者の技工作業に大きな違いはありませんが，歯質の着色状態，使用する薬剤によって製作するトレーの種類が選択されます．

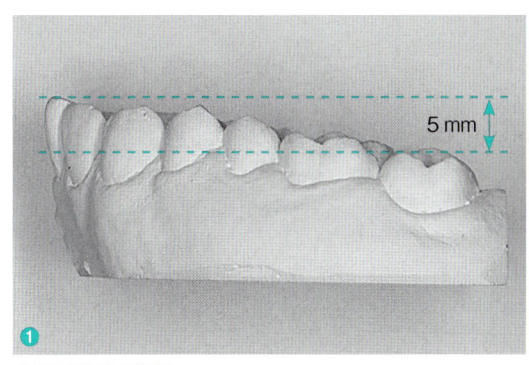

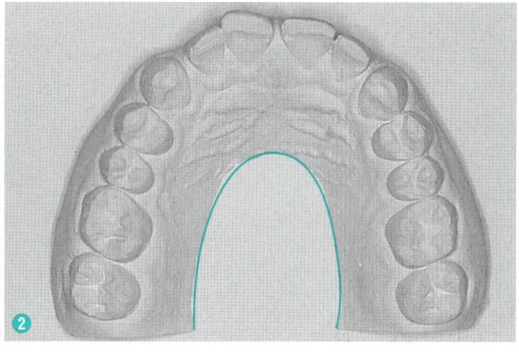

作業用模型の調整
気泡がある場合には取り除き，必要であれば歯間乳頭部の空隙にはブロックアウトを行う．模型の基底面は，前歯部が臼歯部よりも5mm高くなるようにし（❶），口蓋部分もトリミングする（❷）．これによって，前歯のアンダーカット部分のシートの厚みを確保でき，シートの吸引圧がかかりやすくなる．

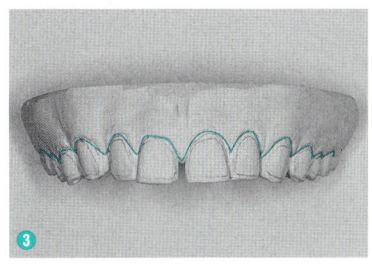

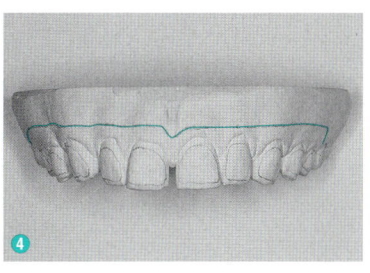

トレーの外形線の決定
使用する薬剤，方法によって歯科医師の指示のもとに決定する．歯質のみをカバーしてはみ出した薬剤を拭き取りやすいスキャロップ型（❸），歯頸部付近の変色が著しい症例などに用いる歯肉部分まで被覆するガムカバレッジ型（❹）などがある．

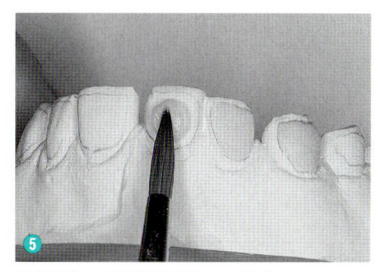

レザボア（液溜まり）の形成
歯冠外形の縮小型で，0.5mmぐらいの厚みに常温重合レジンを築盛する．

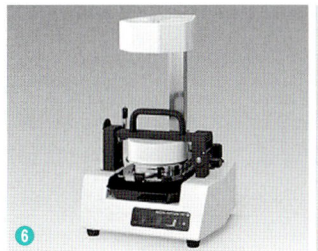

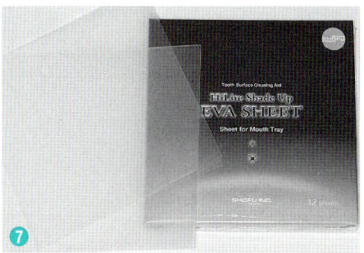

使用器材
加圧成型器（モデルキャプチャートライ，松風，❻）．ホワイトニング用シート（エバシート，松風，❼）：厚み1mmの半透明のホワイトニング用シート．つるつるした面とザラザラした面があり歯質側をザラザラした面で成形することで薬剤が定着しやすくなる．

ホワイトニング用カスタムトレー
ホワイトニング用カスタムトレーをつくろう

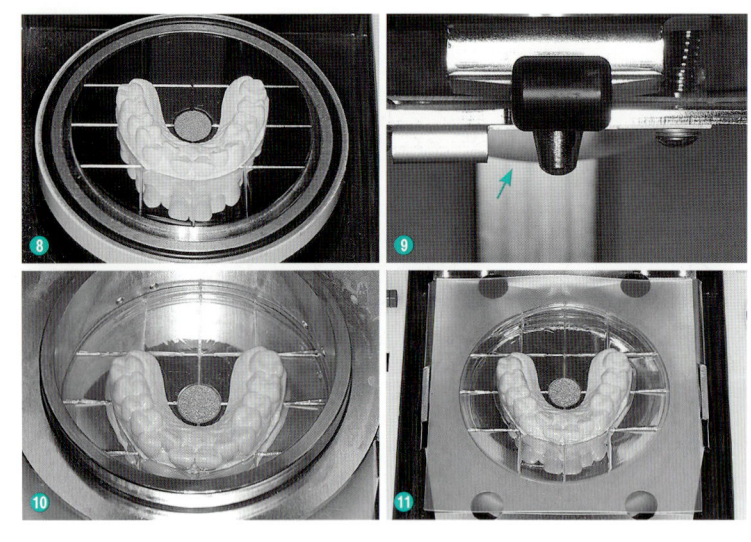

シートの加圧成型
加圧成型器に模型をセットする（❽）．シートが軟化して 1 cm ほど溶けて垂れてきたところで（❾），シートを圧接・吸引して（❿），加圧成型終了（⓫）．

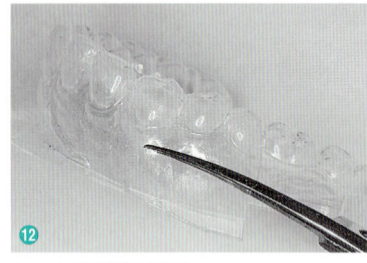

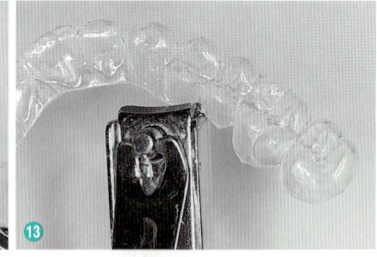

シート余剰部の削除
はさみやカッターで外形線に合わせてバリが出ないようにカットする（⓬）．歯冠部などは爪切りなどを使うと切りやすい（⓭）．

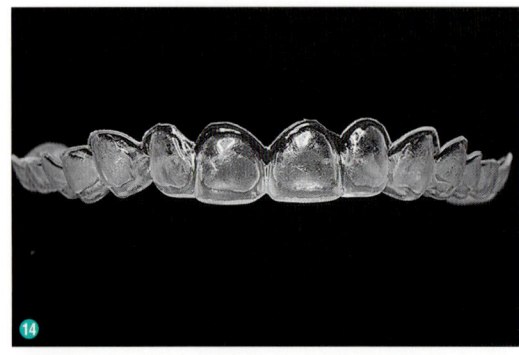

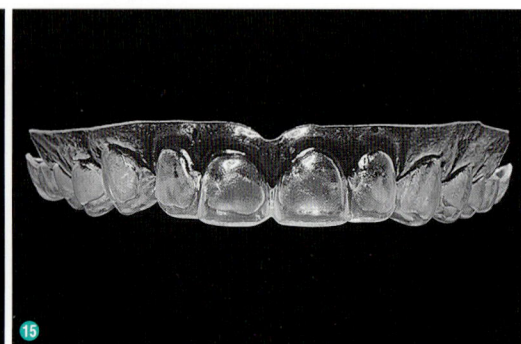

完成
スキャロップ型（⓮），ガムカバレッジ型（⓯）．

Keywords ホワイトニング，カスタムトレー，スキャロップ型，ガムカバレッジ型

（小森洋平・飯島孝守）

索 引

あ
アダムスのクラスプ 86
アローヘッド 86
アンダーカット 42
アンチフラックス 93

い
印象の取り扱い 48
印象の保管 50

う
裏分割 56

え
遠心鋳造 75

か
カスタムトレー 95
ガムカバレッジ型 95
下顎法 6
可撤式装置 90
外形 14
外形線 2, 12, 31, 32, 46
皮バフ 11

き
キャスティングライナー 76
基礎床 4, 14
義歯の研磨 10
臼歯部メタルコア 64
臼歯部人工歯排列 7, 8, 38
矯正装置の鑞付け 93
矯正用レジンの築盛 88
Gysi法 6

く
クラウン 71
クリアランス 62, 65
屈曲 29, 32

け
形態修正 90
係数 52
研磨 28, 31

こ
個歯トレー 47
個人トレー 2, 46
咬合器装着 58
咬合床 4, 14
咬合調整 79

咬合堤 4, 16
硬質レジンの形態修正 82
硬質レジンの研磨 83
硬質レジンの単層築盛 84
硬質レジンの築盛 81
鉤先位置 23
混水（液）比 52

さ
サベイヤー 19
サベイラインの描記 21
サベイング 19
作業用模型の調整 86
作業用模型の分割 56
作業用模型上での鑞付け 93
残存歯との関係 36

し
シェルフォーマー 71, 73
シリコーン印象材 42
支台装置の破折 40
仕上げ研磨 80
歯冠部のワックスアップ 64
歯冠部の形成 71
歯間乳頭部の研磨 11
歯頸線の審美性 9
歯頸線の清掃性 9
歯肉形成 9
自在鑞付け 94
床の破折 39
上顎法 6
常温重合レジン 39
真空加圧反転式鋳造 75
人工歯の加工 37
人工歯の削合 37
人工歯の調整 41

す
スキャロップ型 95
スプルー 75
スプレッド法 88
スペーサー 46

せ
清掃性 72
積層法 88
線鉤 29
前歯部コア 60
前歯部人工歯排列 6, 36
石膏の注入 48

そ
増歯 41

た
ダウエルピン 66
対合歯列 8
台付け 54

ち
チッピング 57
チルメタル 78
着脱方向の決定 19
鋳造バー 31
鋳造欠陥 77
鋳造鉤 25
貼付式模型台 55

と
トリマー 54
トリミング 57
取り込み印象 39

な
軟組織部の調整 58

ね
粘膜面の研磨 92
粘膜面コア 39

は
ハイブリッドレジンの研磨 70
ハイブリッドレジンの築盛 70
ハイブリッドレジンインレー 70
バイト材 58
ハンドル（柄） 2, 13, 47
パターンワックス 25, 31
半萌出歯 86

ふ
ファイバーポスト 68
フィンガーレスト 2
プライヤー 29
ブリッジ 73
ブロックアウト 2, 12, 23, 47
ふりかけ法 88
複数根 66
分割コア 66, 68
分割復位式模型 55
　──の製作 54

97

へ
ペーパー研磨　91
平行性　62

ほ
ホワイトニング　95
ポスト部のワックスアップ　64
ポスト部の形成　61
ポンティック　73
補強線　39

ま
埋没　76

も
模型の取り外し　51

よ
溶湯　75

り
リベース　42
リライン　42
リリーフ　2，14
リンガルバー　32
隣接面コンタクトの調整　79

れ
レーザー溶接　34
レーズ　10
レジン支台築造　68
レジンの築盛　41
連結部の形成　74

わ
ワイヤークラスプ　29
ワックスパターンの肉厚部　77

新人歯科技工士のための
臨床技工の基本
　　　　　　　　　　　　　　　　ISBN978-4-263-43356-0
2014年9月20日　第1版第1刷発行

　　　　　　　　　編　著　日本歯科大学東京短期大学歯科技工学科
　　　　　　　　　　　　　日本歯科大学附属病院歯科技工室

　　　　　　　　　　　　　　　　　発行者　大　畑　秀　穂
　　　　　　　　　　　　発行所　医歯薬出版株式会社
　　　　　　　　　〒113-8612　東京都文京区本駒込1-7-10
　　　　　　　　　　　TEL. (03)5395-7637(編集)・7630(販売)
　　　　　　　　　　　FAX. (03)5395-7639(編集)・7633(販売)
　　　　　　　　　　　　　http://www.ishiyaku.co.jp/
　　　　　　　　　　　　　郵便振替番号 00190-5-13816
乱丁，落丁の際はお取り替えいたします　　　印刷・あづま堂印刷／製本・皆川製本所
　　　　　　　© Ishiyaku Publishers, Inc., 2014. Printed in Japan

本書の複製権・翻訳権・翻案権・上映権・譲渡権・貸与権・公衆送信権（送信可能化権を含む）・口述権は，医歯薬出版（株）が保有します．
本書を無断で複製する行為（コピー，スキャン，デジタルデータ化など）は，「私的使用のための複製」などの著作権法上の限られた例外を除き禁じられています．また私的使用に該当する場合であっても，請負業者等の第三者に依頼し上記の行為を行うことは違法となります．
JCOPY ＜（社）出版者著作権管理機構 委託出版物＞
本書を複写される場合は，そのつど事前に（社）出版者著作権管理機構（電話 03-3513-6969，FAX 03-3513-6979，e-mail : info@jcopy.or.jp）の許諾を得てください．